新版 対人恐怖の治し方

森田正馬

白揚社

はしがき

「小胆者」、それは、自分の微弱、劣等感のために、何事にも躊躇、逡巡して、これに当ろうとする気力のないものである。大学に入りたい、達人になりたい、冒険をやってみたい、とかいう気は起こるにしても、とても自分にはできそうもないと、われとわが身を見くびって、奮闘努力心のないものをいうのである。

「恥かしがりや」もその一つで、特に社交的に、他の人に対しての小胆者である。

小胆者に対しては、命知らずの無鉄砲な大胆者があり、「恥かしがりや」に対しては、無遠慮で図々しい「恥知らず」がある。

常人、もしくは偉大なる人は、その中庸であって、「志は大にして、心は小さく」あるいは「人に対して、遠慮深く、つつましやかな」人である。

その両極端に走るものは、変質者であり、その中で、特に人に優れた技能を現わすものを奇人、天才と称することがある。

「恥かしがりや」にも、二通りある。たんに恥かしいままに、いたずらに逃避の生活を送るものと、自ら恥かしがるのを、不甲斐なく、悲しむべきこととして、強いて自ら恥かしがるまいと努力するものとが、それである。

この、自ら恥かしがるまいとして、そのためにかえってますます恥かしがるようになるのを、強迫観念と名づけて、対人恐怖、赤面恐怖、正視恐怖、震顫《しんせん》恐怖、発声恐怖、吃音《きつおん》恐怖、その他十八十色、命名すればいくらでもさまざまなものがある。

「金銭欲」「色欲」。どの人にもそれのない人はないように、恥かしいということのない人のあるべきはずはない。金が欲しいにも相違ないけれども、働くことがいやで、その日暮らしの生活の人が、ただの「恥かしがりや」に相当する。

これに反して、対人恐怖は、金の欲しさに限りはなく、また働くことは、どんな苦しいことも厭《いと》わないが、ただ自分の無能、劣等を取越苦労し、悲観し、手の出しどころのないのに苦悩するものである。

たんなる「恥かしがりや」は、どうすることもできず、「縁なき衆生は度しがたし」であって、「猫に小判」「豚に真珠」である。

「求めよ、得られん」「叩けよ、開かれん」というように、ただ、努力を厭わないものは、どのようにでも、これを導くことができる。

特に対人恐怖は、強迫観念のために、われとわが心から、「思想の矛盾」により自縄自縛しているものであるから、ひとたびその縄を絶ち切れば、「大疑ありて、大悟あり」というふうに、その悩みの大きかったほど、ますますよく完全に治るのである。

私のこの強迫観念の治療法は、一般の人の人生の煩悶をも解決することができるし、修道に志す人の、修養の助けともなることができる。

込み入った強迫観念は、常人が見れば奇怪のようにも見えるけれども、静かにこれを考究すれば、われわれの心の廓大《かくだい》されたものであるということがわかる。「人のふり見て、わがふり直せ」というように、これを見本として、自分の修養の資とすることができる。

今度、私がこれまでに対人恐怖、赤面恐怖に関して書いたものをまとめて、単行本にすることにした。それは、平常、診察する患者の中に最も多い対人恐怖のために、その便利をはかったのでもある。

森田正馬

目次

対人恐怖の治し方

1　対人恐怖症（または赤面恐怖）とその治し方

赤面恐怖とは、人前で自分の顔の赤くなるのを苦にするもので、つまり「自分は、気が小さくて、恥かしがりやである。こんなことでは、一人前の立派な人間になることができない」と悲観し、苦悩するものである。

赤面恐怖は、強迫観念の一種である。強迫観念は、神経質の一種であって、いわゆる神経衰弱症と同種に属する症状である。ゆえに私の神経質療法と同様の治療法によって、治すことのできるものである。

神経質の病理に対しては、私は、ヒポコンドリー性基調説と、精神交互作用説というものを立てて、これを説明した。これに対する理解は、拙著『神経質の本態及療法』の参照を願うことにして、通俗に一口にいえば、神経質は、自己内省的でものを気にするという性格の人が、ある動機から、誰にもありがちな感覚、気分、感想を病的異常と考え過ごし、これに執着、苦悩するようになったもので、いいかえれば、実は病気でも何でもないものを、われとわが心から次第次第に病気に組み立て、こねあげたものである。昔から俗にいう「気やまい」である。患者本人が自らこれを立派な病であると信じるし、医学者も、これをノイロン（ニューロン）とか新陳代謝機能から起こるとかの異常か病と考え、今から五十年ばかり前に、アメリカのベアードが神経衰弱症という病名をつけて以来、特にこれを一定の病と考えるようになったのである。

＊

強迫観念症も、これと同様である。今、対人恐怖症を理解しやすくするために、少しこれについて簡単に説明しておくことが便利かと思う。

強迫観念とは、既成書による従来の定義からいうと、込み入った変態的、病的異常のようであるが、私にいわせれば、きわめて簡単である。それはわれわれの日常、自然の感想に対して、自らことさらにそうあってはならぬと反抗し、苦悩するものである。すなわちその感想そのものが病的であるのではない。これを病的と思いちがえて、いたずらにこれに反抗するところの反抗心そのものが異常を引き起こすのである。これが従来の学説と、根本的な相違点であって、ちょうど天動説に対する地動説のようなもので、全く反対になっているのである。

強迫観念の名は、一八六七年、クラフト・エービングがはじめて唱え出したもので、「自分で不快な、苦しい、思うまいとする、ある一定の観念が、自分の意志に反して、無理強いに意識の上に現われてきて、自分を苦しめる」、すなわちこれを強迫と名づけたのである。この観念が、常に患者を恐怖、苦悩させるから、強迫観念を恐怖症と称して、対人恐怖とか赤面恐怖とかいうのである。すなわち従来の説は、「ある観念が強迫的に現われる」といい、私の見解では、「当然起こるべき観念を、強いて起こさないようにしようとする不可能の苦悩」と解釈するのである。

今、一、二例を挙げて、これを理解しやすくしよう。拙著『神経衰弱及強迫観念の根治法』のうちに挙げてある実例であるが、かつて鼻尖恐怖というのがあった。それは、患者がある時、寄宿舎で試験勉強中にフト鼻の先が目障りになり、これを見ないようにしようとして、苦悶、懊悩に陥り、三、四年もこれに悩んで、ついに長崎から、はるばる東京へ、私の治療を受けに来たものである。

そもそも、鼻の先の見えることは、正に常態である。いかに鼻は低くとも、鼻の先の見えぬ人は一人もない。しかも暢気《のんき》な人は、三、四十歳になって、鼻の先の見えることを知らないことさえある。「心ここに非ざれば、視《み》れども視《み》えず」、気がつかなくてこそ何のこともないが、一度これに執着すれば、はじめて強迫観念ともなるのである。いかに執着ということ、そのことの恐ろしいものであろうか。それはすなわち当然視ることができるものを、素直に受け入れることなくていたずらにこれに反抗し、打ち勝とうとする不可能の努力に対する苦悶である。

またきわめてありふれた強迫観念であるところの肺病恐怖、黴毒《ばいどく》恐怖などというものがある。肺病や黴毒を恐れ、気にしないものは、物心がつき、その病の性質を知った後の人に、あるはずがない。白痴か何かでなければ、これを恐れない人はない。気になるままに気にし、恐ろしいから恐れる。そこに、強迫観念はない。恐れてはならない、思い出してはいけない、と反抗するところに、強迫観念が起こるのである。

また、われわれが試験勉強をする。昨日の試験の点数が心配になり、明日の問題が気にかかる。現在読んでいる本が、どこを読んでいるかわからない。気にしないようにしようとする。ますます気になる。本の方に精神を集注しようとする。いよいよ注意が散乱する。この心の反抗の状態が、すなわち強迫観念の有様である。これに対して、心の作為なく、あるがままに、気になるのを気にし、読むべきを読んでいれば、気になるものは、なり尽くし、読むものは、いつか必要なものは、自然に理解され、記憶されるようになって、知らず知らずの間に、精神は統一するようになる。この自然のままに従うということは、修養によって、案外、容易にできるものである。このようなことは、けっして理論によって想像することのできるものではない。ただ体験によってはじめて、簡単に会得することができるものである。

神経質でなく、ヒポコンドリー性でないものは、鼻の先が視えながら、肺病が気になりながら、勉強の時、雑念が起こりながら、しかも本人は自らこれが苦痛である、ということに気がつかないで平気である。それはすなわち「自然に服従し、境遇に柔順である」からである。

私はこの「恐怖は、そのまま恐怖する」時に、自ら苦悶を感じない、ということを「山に入って、山を見ず」ということにたとえている。また、禅の方では「なりきる」といい、暑さになりきる、寒さになりきるとかいって、その時には寒暑をも苦痛としない。これがすなわち「心頭滅却すれば火も亦《また》涼し」ということになるのである。禅の方でいえば、その説明は、あるいは難しいことであろうけれども、私はこのようにきわめて平凡に解する。まったく「道は近きにあり」である。

＊

そもそも、強迫観念は恐怖である。苦悩である。煩悶である。それでは煩悶とは何であろうか。それは、心の反抗、葛藤である。鼻の先が視える。視ないようにとする。時計の音が耳障りになる。聴かないように努力する。不可抗力であって、のれんと角力《すもう》取って、いたずらに奔命に疲れるようなものである。これが心の葛藤であって、そうありたい、ということと、それができない、ということとの間に起こる心の闘争をいうのである。闘争がなければ、そのところに煩悶はなくて、平和である。

歯が痛い。アア痛い痛い。それは苦痛ではあるが、葛藤ではない。腹がへる。食べない。それは苦しいけれども、煩悶ではない。食欲がない。いつまでも食べたくない。それは少しも苦痛ではない。しかし何だか、病気ではないか、という心配がある。すなわち煩悶が生ずる。頭がぼんやりする。それは感じの鈍い有様であるから、頭痛と違って苦痛ではない。しかし、神経衰弱症ではないか、肺病ではなかろうか、と考える時に、はじめて煩悶になる。神経質の症状は、すべてが苦痛ではなくて想像、取越苦労であり、煩悶なのである。この取越苦労がなければ、すなわち強迫観念はない。

以上、簡単に強迫観念のことについて説明したが、対人恐怖なり、その他の強迫観念なりの人がこれを読む時には、まず自分の恐怖ということとは別に、この強迫観念の意味を充分に、簡単、明瞭に会得しなければならない。はじめから自分の苦悩に執着して、これに当てはめようとしてこれを読んでは、けっしてわからないのである。

*

赤面恐怖の名の起こりは、強迫観念より前に、一八四六年、カスパーが赤面症と名づけて報告したのをもって、医学者の観察のはじめとしている。その後五十年を経て、ベヒテリユーが対人苦悶と称して、一種特別の病であるということになった。

その後、赤面恐怖は、ボツボツと、多くの学者によって研究され、あるいは変質基礎の上に起こるとか、神経衰弱からくるとかいい、療法としては、あるいは血管収縮に作用する麦角剤《ばっかくざい》を用いるとか、催眠剤が効があるとか、阿片療法でその苦悶を鎮静するとかいうふうである。いずれも顔が赤くなるのを防ぐとか、苦悶を鎮めるとかいう着眼点であって、私の療法とは全く逆であり、従来、本症が全く不治であったのは、その着眼点の誤りであり、それがために症状は、常にかえって憎悪するばかりである。

また、ある学者は本症を三種に分けて、(1)赤面癖（人に会えば、顔が赤くなるもの）、(2)赤面恐怖（人前で赤くなるのを心配し、苦悶するもの）、(3)永続性赤面恐怖（同恐怖の永続するもの）というふうにした。しかし、これはたんなる机上論であって、対人ということに対する患者の捉われと、これにつり込まれてともどもに捉われた学者の分類であって、強迫観念というものの本態とは全く関係のないことである。

恥かしいとか、怒るとかいう時に顔面紅潮するのは、人間の反応である。ただ色の黒い人には、それが目立たぬだけのことである。また人によっては、一杯の酒にもたちまち顔が赤くなるように、交感神経の関係で、反応の多少の相違はもちろんある。しかるに強迫観念は、これと関係はない。顔が真赤になっても全く平気な人もあるし、いくらも目立たなくとも、非常に強迫観念に悩むものもある。前の鼻尖恐怖から考えれば直ちに理解されるべきで、鼻が高いからとて、けっして鼻尖恐怖になるのではない。たんなる対人癖は、ただ気の小さい、あるがままの恥かしがりやである、というに止まる。けっして精神の葛藤でなく、強迫観念ではない。

これに反して、対人恐怖は、恥かしがることをもって自らふがいないことと考え、恥かしがらないようにと苦心する「負けおしみ」の意地っ張り根性である。たんに気の小さいのは意志薄弱の気質から起こり、「負けおしみ」は神経質の気質から起こるのである。ゆえに広くいえば、自ら人前で恥かしがることを苦悩する症状であって、いわば羞恥恐怖というべきものである。すなわち周囲に対する対人関係で種々の苦悩を起こすものが多いから、これを対人恐怖と名づけ、赤面恐怖はその一種であるというべきものである。

人前で、顔や、気分や、態度を取り乱すことを苦悩するというのが、最も一般的なもので、あるいは人と応対する時、顔が青くなり、胸がふさがり、声が震え、腋の下から汗が出て、人が自分のこの有様に気づくのではないかと恐れる。あるいは人の眼を見ることができない、強いて見るようにすれば、にらむようになるという。私はかつてこれを正視恐怖と名づけた。あるいは急に適切に返事ができず、声が震えることを気にして、人に呼びかけられることを恐れる。あるいは人に対して、あわてて吃《ども》ることを恐れる。私はかつてこれを吃音《きつおん》恐怖と名づけた。これは多くの場合、電話の応対を苦にして電話恐怖となることが多い。あるいは自分が、硬《こ》わばったような、あるいは泣きそうな顔をして、人に対して不快を与える罪悪を犯すとかいって苦悩するもの、あるいは自分の歯並びが悪いため笑うことができぬとか、あるいは胸に毛が多いためにこれを取りのけるのに苦心するとか、あるいは人と面接する時に、口の中に蟲《むし》が這うような不快感を気にするとか、口角がぴくぴくするとか、また奇抜なのは、座談の時や電車の中で、オナラが音もなくスーッと出たような気がし、傍の人に気がつかれはしないかと、立ってもいてもいられない、というようなものもある。各人てんでに、その思惑や着眼点により、種々雑多、挙げ尽くしがたいものがある。いずれも赤面恐怖と同意味における対人恐怖なのである。赤面恐怖は、その代表的なものである。

次に、恥かしいということは何を意味するか。それは、人から嫌われないように、好かれたい。劣等のものと思われず、偉いものと見られたい、という感情である。いいかえれば、人から良く思われたい欲望で、すなわち同時に、悪く思われはせぬか、という恐怖である。

人々は、異性、金銭、名誉、権勢等を獲《え》たいと憧れる。これを獲るには、人から良く思われることが得策である。このゆえに、美人や金持ちや偉い人の前では恥かしいが、乞食や愚人や醜婦の前では恥かしくないのである。

われわれが死を恐れ、病を厭《いと》うのは、生の欲望を全うせんがためである。死ぬ心配さえなければ生きていなくともよい、というはずはない。生きたくないものが、死を恐れるわけもない。しかるに神経質の気質は、死を恐れることに執着し、没頭して生の欲望を失念し、病をいたわることに熱中して日常の生活を忘れ、たとえば、正岡子規が七年間、仰臥《ぎょうが》のまま苦痛にあえぎつつ、しかもあれだけの子規随筆、その他の大部のものができた、というようなことは、思いもかけぬことである。子規はすなわち、苦痛は苦痛として、欲望は欲望として、これに乗りきったのである。神経質の見ならうべきところはここにある。神経質は、いたずらに苦痛を廻避し、彌縫《びぼう》しようとするために、自己本来の欲望を無視し、没却してしまうのである。

死の恐怖と生の欲望との関係と同様に、羞恥の恐怖は、同時に優越の欲望である。優越欲とは、上に挙げたところの、思うがままに獲たい、という欲望と同様である。

前に「負けおしみ」といったが、それは同時に「勝ちたがり」であって、勝てぬ残念、勝てぬかも知れぬという心配が、すなわち「負けおしみ」である。

神経質が、死を恐れるために生の欲望を忘れるように、対人恐怖は、負けることを恐れるために勝ちたいことを忘れ、羞恥を恐れるために、人に優りたいという欲望を無視してしまう。しかも勝敗を度外視しよう、毀誉褒貶《きよほうへん》を超越しようとしても、自己本来の人情を否定することはできないから、結局、苦悩、煩悶に陥ってしまうのである。

＊

羞恥は、人間本来の性情である。生後、六カ月や八カ月で、すでに他人の乳は呑まない。その女の顔を見ては、これを避けるのである。恥かしいのでもあろうか。

次に羞恥から起こる人情の表現は、どうなるであろうか。四、六歳の小児は、恥かしい人が来れば、逃げこんで出て来ない。七、九歳になれば、そっとものの すきまからのぞきに来る。恥かしいもの、恐ろしいものは見たい、という好奇心が現われて、たんに逃げるという簡単なものではなくなるのである。十一、三歳にいたれば、人前で逃げ出すのはきまりが悪くて、もじもじと畳をひっかいたりしている。恥かしがるのが恥かしいのである。

それから青年になれば、感情は次第に発達し、複雑になって、簡単に記述することは困難になる。煎じつめれば、恥かしいという恐怖と獲たいという欲望とのきわめて複雑な関係の取捨、選択、やりくりの現象となるのである。凡人、ないし偉人は、その恐怖と欲望とがよく調和して、境遇に適応性となり、変質、ないし天才となれば、それがあるいは一方に偏し、あるいは矛盾、乖離の状態となる。意志薄弱の性格は逃避的となり、ヒステリー性は影弁慶となり、感情発揚性のものは出しゃばりになる。

神経質は、その羞恥の情は、私から見れば、人情の常態以上には出ないようであるが、その優越欲が過分のために、心にヒネクレを生じ、羞恥恐怖となる。ある大学生は、対人恐怖のため、三、四年間、人に見られることを恐れて全く外出ができなかったが、入院治療で全治し、大学に復校して、卒業後、今は奉職、勤務している。

＊

対人恐怖は、どうして起こるか。

自分で気がつくような特別の機会がなく、いつからともなく起こった、というものもある。この時には、それではいつ、自分でこれを病的と思いついたか、ということを問いたださなければならない。もし患者が、神経衰弱症とか対人恐怖のことを読んで、その時に自分も、対人恐怖ではないかと恐れた、というならば、それがすなわち発病の動機であって、知ったためにはじめて、これに執着するようになったのである。患者が既往を追懐して、自分は少年時から特別に恥かしがりやであった、というならば、それはすでに、当然の人情を、ことさらに、独断的に、自ら病的と解釈した、というに止まるのである。神経質は、常に自分が特別に最も苦しい、ものを気にする、恥かしいと主張して、人と比較せず、人に対してけっして同情するということがない。これが神経質の自己中心的な特徴である。

多くの場合、発病には軽少ながらもいろいろな動機がある。縁談の見合いの時、お茶を飲む手が震えたとか、入学試験の時、名を呼ばれてドギマギしたとか、学校で「真赤になった」と手を拍《う》って皆にはやされたとか、下調べのできない時に先生に指名されたとか、種々雑多である。

仏教哲学では、事柄の生起に、因縁果、すなわち原因と機縁と結果ということを挙げている。

上に挙げたのは、わずかに機縁であって、原因ではない。このようなことは、常人には日常茶飯事であって、誰でも、これくらいのことで対人恐怖を起こすものはない。

フロイトは、精神分析により、その患者の小児期にまでさかのぼって、何か性欲的な感動があったことをつきとめ、これが潜在観念の複合体となり、これが何かの動機で、強迫観念の起こるものであるというのである。しかし私は、これの原因として、性欲的なものを必要と認めない。それはあるいは一つの機縁としては、認め得るかも知れない。しかもこの機縁があって、この症状を起こすものは、そのうちの特殊な人に限られているのである。皆の人が、誰も起こすのではない。すなわちその特殊な気質というものが、その原因でなくてはならない。すなわち原因は内にあって、外界からくる刺戟、もしくは境遇は、たんなる機縁たるに止まるのである。

このゆえに私の療法は、精神分析のような困難で、かつ多くの時日を要するようなことはいらない。

私が入院患者に対し治療した対人恐怖は、数百人に達する。外来診療をしたもの、手紙で問い合わせてくるもの、私の著書で治ったといって礼状をよこすもの、その全体の数は、随分多数である。対人恐怖というものは、なかなか稀なものではない。

私の診療した対人恐怖患者が従来やってきた、という治療法を聞けば、種々雑多で挙げ尽くしがたいが、神経精神専門医にかかると、阿片療法を行われることがあるけれども、その副作用が多くてなかなか苦しく、恐怖そのものには、少しも効のあるはずがない。種々の精神療法を受けることは最も多いが、紅療法などに迷うものも時々ある。性的神経衰弱とかいって、長い日数、注射療法を受けるものも、往々にしてある。奇抜なのは、人を見るのににらむようになるとかいって眼筋の手術を受けたものさえもあるのである。

私の治療法は、一般には、拙著『神経質の本態及療法』のうちにある私の神経質に対する特殊療法で、家庭的入院療法を用いる。これは精神の自然発動によって、欲望と恐怖との調和を得ることにある。これによって、患者がある自覚に達する時には、全治して、けっして再発することのないようになる。その日数は、平均四十日ばかりで、早いものは三、四週間、長いものは三、四カ月を要することもある。

*

なお対人恐怖の心がけるべき態度を挙げれば――

まず第一に、デュボアの説得療法でもいうように、これと同じく常人が常識で忠告し訓戒するように、患者に対して「気を小さくしてはいけない、大胆になれ、勇気を起こせ」とかいうことがある。しかるにこれは、患者自身がそう考え、そう苦しんで、その強迫観念になったものであるから、かえって患者の心の薪に油をそそぐのと、全く同様のことである。

それで患者は、まず自分自身の本心に立ち帰らなければならない。神経質の自己内省的気質の特徴を発揮して、深く自分自身を見つめ、自覚しなければならない。すなわち自分は小胆、怯懦《きょうだ》であり、何かにつけて人に劣るものである、ということに徹底し、なりきらなければならない。このようになりきることによって、自分より劣ったものを見てはさらに身を省みて、人のふり見てわがふりを直し、勝《すぐ》れた人を見てはこれに見習い、その真似をして努力しようとする。したがって修養はますます積んで、人格はいよいよ向上するばかりである。

これに反して、対人恐怖の患者は、自ら小胆ではいけない、恥かしがってはならないと頑張り、虚勢をつけようとするために、恥をも恥とせず、かえってますます恥知らずになる。ある対人恐怖の患者は、自分の箸の持ち方の悪いことに気がつき、これを人から見られないようにと苦心し、惨憺したのであったが、いまだ一度も、箸の持ち方を稽古するということには、気がつかなかったのである。

強迫観念は、常に自分の感情に反抗し、事実を事実として認めないために、常にその目的とは反対になり、逆行するものである。すなわち対人恐怖は恥知らずになり、不潔恐怖はいよいよ不潔となり、読書恐怖はますます読書ができなくなるものである。

たとえば正視恐怖は、自分が気が小さくて、人と面と向かって話すことができないと苦にして、いたずらに人を正視し、にらむことを稽古するものがある。われわれの自然人情から起こる礼法でも、貴人に対してはその膝を見、目上の人にはその胸を見、友人であっても、その顔をちょいと見るだけで、これを見つめるということは、はなはだ無礼である、ということを知らないのである。われわれは自分自身になりきる時に、苦痛を感じない。平易な例は、近視眼の人は、正視眼の人に対して、悲観でなくてはならない。それでも平気であるのは、持って生れた性質として、自ら往生しているからである。肺病恐怖も、実際、肺病になってしまえば、もはや強迫観念はなくなって、真剣な恐怖と摂生とになってしまうのである。

絶えず向上する人は、恥を恥として、常に人に対して恥かしがり、常に自分を修養する人である。

金持ちになる人は、常に自分を「貧乏で、金が足りない」と気にするもので、けっして「貧乏など、平気でなくてはならぬ」と頑張ったり、「貧乏と思われてはならぬ」と、借銭をして虚栄をつくすものではない。

智者になる人は、常に「自分は、ものを知らない、人に劣る、あれもこれも知りたい」と思う人で、けっして「自分は立派な智者と自信しなければならぬ、人から無智と見られないように」と、知ったふりばかりするものではないのである。

紀元五十年頃のギリシアの賢人エピクテトスは「人もし善人たらんとすれば、まず自ら悪人たることを自覚せよ」といっている。親鸞上人は、自ら悪人であり、罪人であると信じた。それゆえに上人は、このうえなき善人であったのである。

以上のことを概括してみれば、私は試みに「事実唯真」という標語を作ってみたが、われわれは気分や想像によって、事実を思いちがえたり、自ら欺いたりしてはならない。いやでも応でも、事実は何とも動かすことができないから、常に事実を事実として、これを忍受し、服従しなければならない。自分の心の真実を見きわめることが、すなわち自覚であり、外界の実相を確認することが、すなわち真理である。子夏が「賢を賢として、色に易《か》う」といったのは、「事実を事実として、感情に誘惑されず」ということになるのである。

われわれが毛蟲をいやらしいと思うのは、われわれの感情の真実であって、動かすことのできない事実である。これを好きにしたり、気持ちよくすることはできない。また一方には、毛蟲は人に飛びつくものではない、ということは、毛蟲そのものの事実である。毛蟲をいやらしく感じないようにしようとするのは、感情の事実を無視する、不可抗力の努力である。毛蟲に植木を食われるのがいやさに、それが人に飛びつかぬ性質を知って、いやらしきままに、これを取りのけるのが、われわれの正しい行動である。こうしてその結果は、毛蟲が全くいやらしくないという心境になっているのである。これがまた、一方から見れば、私のいわゆる「欲望と恐怖との調和」である。

人に対して恥かしいというのも、これと同じく、われわれの感情の動かすことのできぬ事実である。この事実唯真たる所以《ゆえん》を知るのを自覚という。また一方には、われわれは努力、修養によっては、どんな偉い人にもなれるということは、人生の事実である。すなわち優れた人を見て、これを羨み、これを真似し、勉強すれば、そこに絶えざる人格の向上がある。恥かしがらないようにと、不可抗力の努力をするのは、無知、無自覚のはなはだしいもので、自分より勝れたものを羨むかわりに、いたずらにこれをそねみ、のろい、排斥して、人の長所を学ぶことができず、自分はますます向下して劣等となるばかりになる。これこそ、恥ずべきことでなくて、何であろう。

2　赤面恐怖の治験例

　二十歳学生。私がはじめて治すことのできた対人恐怖症の第一例である。発病は、十六歳頃、学校で何かの際に、教室で、同生徒の赤面するのを大勢ではやし立てることが流行してから、生徒間に多くの赤面恐怖ができたが、患者もこの頃から発病して、二年ばかり前から、ますますはなはだしくなったのである。ついには、衆人に注視されることが恐ろしくて、電車に乗ることができず、二里余の道を、毎日電車にも乗らず、雪の日でも、必ず徒歩して通学していた。自らますます小胆、卑屈を感じ、将来とても社会に立つことのできないことを悲観し、ついに中学五年級の時、中途で学校を断念、退学した。以来、種々の治療を受けたけれども、少しも効なく、ついに自ら決心して房州に静養し、もしなお治らなければ断然身を捨てようと、行李の中に剃刀《かみそり》まで も用意したが、折しも偶然、私の診察を受けるようになった。

その他、患者の訴える症状は、精神刺戟性、頭重、精神朦朧《もうろう》の感、多夢があり、読書にも注意散乱し、理解力、記憶力なく、眼には彩塵、残像のあることを苦しむ等のことがある。また静粛な時には、時々耳鳴を感ずる。患者は、赤緑に対する色盲を持っている。体格栄養は中等で、皮膚画紋症もなく、顔面も、さほど著明に潮紅するのではない。ただ顔や耳が熱くなり、はなはだしく潮紅するような感じがするのである。

入院療法をすることになったが、治療経過は、患者の日記から抜き書きしたものを挙げることにする。［　］の中は、私がその日記に朱書して、説得指導したものである。

はじめ四日間、絶対臥褥《がじょく》療法をなし、臭素カリ一日四・〇を与えた。この時は、まだ私が治療に慣れないので、少し鎮静薬を用いることにした。その後は、けっして用いることを要しないのである。

臥褥中、第一日は楽に安臥《あんが》し、第二日は、自分の病のこと、身上のことを考え悲観したけれども、はなはだしい苦悶にはいたらなかった。他人の中にあるよりは、かえって楽である。第三日は、煩悶なし、頭重は全くなくなった。第四日は、退屈を感ずるようになった。第五日から起床し、室外で、終日ブラブラとしていた。身体には熱感があり、頭重少しあり、静かにしている時、ジーンジーンと耳鳴（三、四年前から）があったけれども、意には介さなかった。

第七日　一日中頭重く、頭部顔面、頸筋ともに熱し……午後は庭掃及び読書をこもごもした。先生不在の時は、何となく気重く不安である。夕食をともにする時、顔が熱するけれども、少しも不安を感じない。今日は独りいることが厭になり、化け物でも出そうに感じ、戸の音にも心怯えた。

第八日（雨）一日中、孤独を恐れた。

［孤独に置かれれば孤独を恐れ、人中へ出なければならぬと思えば、赤面を恐れるのである。］

頭の重いことには気がつかず、夜は恐怖のため、頭、耳等に欝血、逆上の感あって苦しい。先生の話を聴いて、心やや安らかになる。

第九日 朝の間は、頭やや重し。次第に良くなる。掃除、読書、薪割等を心地よく行う……。

第十二日 二日間、頭痛がしたが、今日はなくなった。眼の残像、眼花閃発は、前の通りである。……午後、郵便局へ行った。平常ならば、恐ろしくて赤くなるが、今日は気が落ちついていた。帰ってしゃべりすぎて、一度赤くなりそうになった。実際は、手で触れれば熱いのだから、顔は赤くなっているに違いない。ただ顔の感じが鈍くなっただけらしい。薪割をして疲れもせぬ。夜、買物に出かけた。今思い出したが、その間、顔が赤くなるということに関しては、気がつかずにいたらしい。

第十四日（雨） 先生とともに、電車に乗って、使いに行った。人が込んでいたので、恐ろしくなった。帰りには、独りで乗った。顔が火照り出して弱った。前に並んでいる顔や衣服が、心を圧迫してくる。夜、散歩に出た。赤いと思っていた顔が、鏡に映った時に、青白いようだった。
今日は、脳味噌のゴチャゴチャしたのが、非常に整頓されたような感じがした。
第十五日　……先生は、赤くなるのを止めるのではなく堪えるのである。赤くなることが気にならぬ時は、赤くならない時である。また、人中へ出るのが怖くなくなればよいではないかといわれる。しかし怖くなくとも、恥かしくなくとも、赤くなっては厭である。夜、散歩中、先生と以上の話をして歩いたが、肝心の自分の顔が、赤くなるということを忘れていた。この境地であると思う。残像や彩塵も、気にとめて心配せよ、顔も自分から、努めて赤くせよ、と先生はいわれた。
第十六日　先生とともに、白木屋へ出かけた。店にいる間、顔が火照って、実に苦しかった。もしあの場合、私が買物でもすることになったら、銭勘定もできなかったであろう。先生に聞けば、赤くないという。誰でも、顔は時々刻々に、熱くなったり冷えたりするのであるといって、先生の手の赤いのを見せてくださった。間もなく白くなった。しかし私にはわからぬ。顔が赤くなって笑われても、永遠にそれを耐えることを意味するのであるが、今の私の考えでは、熱いのが治らなければ、赤くなるのも治らない。先生に別れて、電車で帰ったが、割合に楽であった。私は何でも堪える。こらえてこらえて堪え抜こうと思う。しかし私は悲しい。この世の中が、私にとって不愉快なものとなったら、この世は不必要なものになるであろうか。帰ってから、『叙述と迷信』という書を、百五十頁ほど読んだ。畑の土を、半坪ほど入れかえた。非常に疲れた。夜買物に出た。

消そうとせず、消えるをまつ

第十七日 ……四日間の臥褥の経験や、煩悶即解脱や、水波の喩えなど、先生から説明され、私は今日、神経質のものは、強壮な身体を一人で勝手に病気であると信じ、恐れているのである。恐怖は心に起こった波である。これを消そうとすることは、かえっていけない。自ずから消えるのを待つべきであるということが、よく了解された。苦悩を通じて、歓喜を得るべきである。帝展へ行った。赤くなった。恐ろしく恥かしかった。電車に乗った。顔は熱い。ただ苦痛を堪えるだけのことである。帰宅後仕事をウンとやったが、別に疲れも覚えない。十二時頃まで読書をした。

［自ら健康であるということを忘れたところが、真の健康である。自然のままに働けばよい。］

第十八日 ……電車で、先生を上野まで送った。電車の中で、先生が大声に話されて、他の人達がジロジロと自分らを見たが、別に苦痛を感じなかった。以前のように、ハッと思うと、腹のあたりから顔へ、ドッと血の押し寄せることはほとんどない。

［丹田の姿勢を覚えたからである。］

昨夜は、十二時まで読書したが、今朝はこんなに楽である。停車場でも、人々が何の恐れもなく、元気よく話しているのを見ると、何となく淋しくなる。しかし恐怖はなくなった。帰宅後も、一分間たりともブラリとせず、ドンドン仕事をし読書をした。苦しむこと、耐えること、やがて心に光の来ることを信ずるようになった。夜、電燈で鏡を見ると、顔も耳も紅い。例の悲しみが込み上げてきたが、やがて消えていった。

元気と思うのも本当ではない

第十九日　……先生はいわれた。君はこの頃、自分の健康を忘れていた。健康と思い、病と思う、ともに病のしるしである。前には君は、治療のつもりで仕事をしていたが、この頃、働きたいから働いている。これが真の生活の湧き出《い》でるところである。……私は今のところ、ただ赤面するので悲しいばかりである。恐怖ではない。先生の厚い情を有難いと思う。私は一層、勇気を出し精進し、神から与えられた力の限りを発揮させようと思う。私は背後に、ある力強さを覚える。夜は茶の間で、皆の人と世間話で、腹をかかえて笑いこけた。

第二十日　坊ちゃんの運動会で、先生と二人で、電車で行った。何ともなかった。飛鳥山で大勢の生徒の群の中でも、赤くならない。彼等は皆聖《きよ》いから、私の穢《きたな》い心を直視しない。青年は、私と同じように穢《けが》れている。帰りに床屋によった。以前は、鏡の前で真赤になったのが、今日は、何ともない。今日が、一番元気のよい日である。

［元気になったのは、やはり病的である。また次には、その反動がくる。このようなことを経る間に、いつとは知らず、何とも思わなくなり、真の健康となる時がくる。］

苦痛を客観的に見る

家庭の都合で退院した。その後は、日記で指導することにした。

第二十一日　家に帰っても、今までの心持ちを変えてはならぬ。亜鈴《アレイ》体操とか、散歩とか、治療ということに捉われてはならない。心をあくまでも自然に持たなければ、またもとに戻ってしまう……と懇々とお話しして下された。感謝と歓喜との念に満ちて、電車に乗った。心が非常に静寂だった。以前のように、カッとなりはしなかった。家の近くに来た時、私は一散に走った。早く家へ飛び込んで、笑って見たくなった。先生のところを出る時には、身体から力が抜けてしまいそうな気がしたのであった。実に帰ると、家は狭くて穢い。「コリャ大変だ。ウント仕事があるわい」とつくづく驚いた。先生の言葉を思い出して、感服した。家の人達は、実に陰気である。私一人大声でしゃべった。以前は、一番沈黙していた。そして以前、この家から湧き出してくる苛々した、怒りに似た感情を想い出した。父母からして、やはり私を了解していないのではないかと疑った。そして明るい先生のところが恋しくなった。

［他の了解を要求するから、卑怯であり、人の目を恐れる。］
十月二十一日　昨夜まで家内に漂っていた陰惨な空気は、サラリと取れた。［夜が明けたから。］
三週間ぶりに、雛の世話をする。以前の苦悩を想い出して、いかに私が人間らしくなってきたかを痛感する。……どういう気持ちで仕事をしたかと、今、回想しても想い出せない。ただ穢いから掃除し、箱が破れているから釘を打った。別に特別な感じは、なかったらしい。
［これが健康である。仕事の三昧である。］
夜Kさんを訪問した。三、四カ月ほど前に行って、赤くなって、天プラが喉へ通らず、涙の流れた思い出のある家である。はじめのうちは顔が熱かったが、先生から、「自分の苦痛は、人に打ち明けよ」といわれたままに、赤面のことを細々と話した。突然、心が風船玉のように軽くなった。全然苦痛がなくなった。赤面の話を弄ぶようにして、愉快に話した。
［自分の苦痛を客観的に取り扱うようになればよい。歌、文章、心理的研究、皆それである。］
数年来、真の愉快を味わった。はじめて心から笑った。心を苦しめ抜いた鎖がとれた。実に有難い。私は、どれだけ先生に感謝してよいか。
［喜びにはまた、苦痛の反動がある。この喜びが有難いのではない。この主観を離れ、先生を思わなくなった時、真の健康なる独立心ができる。］
三時間も話して、家を辞した。九月頃、もし治る見込みがなかったならばと、自殺の決心をし

たことを想い出す。世界が変わった。涙ぐましい。
二十二日　恐怖に対する自信が、八分通りできた。
［心で、その同じ心を測量することは、少しも当てにならない。］
以前の苦悩は、回想ができない。電車に乗りたくなって、先生のところへ出かける。ちょうど、はじめて自転車に乗れるようになると、無暗《むやみ》に方々乗り廻したくなるようなものだ。私の隣に若い女が腰かけたが、心臓は少しも変化しない。もう人間並になるぞ。思う存分、芸術の道に進める、書物が読めるぞと思うと、知らない人々の顔が、皆私に好意を持ち始める。……あの憎々しかった群衆の顔が。先生のところで、中村さんと、病気についてお話しした。何ともない。以前には、唇が震えて、話が喉に引っかかってしまったのだ。全然不治病の私が、わずか三週間で、ケロリと治ったのだから、先生も非常に喜ばれた。……
二十三日　食事の時は、ただ熱いような気がした。前には明るい電燈の下で、家族と顔を合せると、何ともいえない苦しさを感じた。家族といっても、弟と祖父母だけである。……残像や、銀色の粉の飛び廻るのを見ると、まだ全快しないと悲しむ。しかしこれは、一瞬の閃《ひらめ》きに過ぎない。
……
二十五日　帝展へ行った。電車は往復ともに、赤くならなかった。……
二十六日　弟とともに、亀井戸天満宮へ行った。餅屋へ入った。弟が私の顔を気にしているのではないか、と不安になる。金を払う時、妙にあわててしまった。後で考えたら、金を余計払って残念だった。

二十八日　……仕事は、掃除と読書だけである。感情はズッと鈍くなった。赤面と頭のハッキリしないのを苦にした。自然のままに苦にした。先生が、この一週間が大切だといわれたことを思い出した。

三十日　今日こそ、先生の宅へ行かねば、我慢ができなくなった。電車に乗るのは厭だった。乗ったら、火照ってきた。恐ろしくはない。悲しい。このままだったら、私の未来は、暗黒だろう。先生の家に着くと、夜が明けたような感がある。何でもやって見せる、という勢いが出る。君の病に対する今の自信は、皆君のではなく、私の自信である。私から離れなければならぬ。今ウント心配し、恐怖するがよい。やり抜けばよくなる。ウツラウツラとしてはいけないなどと先生にいわれた。夜は先生と一緒に講演会へ行った。先生と一緒のためか、恐怖はなかった。講演はよくわかった。……家へ帰った。この室には、私の恐れと、自棄な悲しみとが憑《つ》いている。……

三十一日　十二時まで、家の掃除をした。今日は油が乗った。しかし老人に無愛想をいわれると、癪にさわる。不孝な話だ。……残像や彩塵は、誰にもあることで、ただそれによく気のつくと否との差である、と先生はいわれる。これを消すには、どうすればよいか。すなわち残像が気にならなくなればよい。今日のように強烈になってきた道を逆に行けばよい。ウント気にし、ウント恐ろしがれ。例の簡単な方法である。やり抜くことである。

［残像等に対しては、今少し自らこれを研究詮索すること。すなわちどんな場合、どんな形、持続時間、色彩等を研究するがよい。］

十一月一日　この頃は、病気以外に、心を苦しめるものが現われてきた。しばらく遠ざかってい た「人生」である。思想の苦しみは、病の苦悩に比して、まだ余裕がある。病の苦悩ほど、セッパつまっていない。

［病の苦悩も、これを思想化し、さらにこれを客観的にすればよい。］

二日　明日、房州へ転地療法をやることになった。何となく、私の運命の定まってしまうように思われてならない。［予期恐怖。］先生を訪ねたら、信州へ行って、お留守だ。自分で迷ってしまった。先生に会えなかったのが、何より心残りだ。

三日（房州行）　電車からおりて、ボロ蒸汽船に乗った。狂いそうな苛々した感情の持っていきどころがない。汽船の小きざみに顫《ふる》える音が、腹立たしい。……幸い、空が晴れて、段々気が大きくなった。……やっと目的の家についた時、私の心は、駄目だ駄目だと叫んだ。ここの人々は、私に少しの交渉もない。私の頭が良かろうがどうなろうが、少しも心配はしない。

［依頼心は病の敵である。］

……これから一カ月、百姓らしい生活をする。悪ければ帰って、先生にかじりつくまでだ。

　夜海岸へ行った。少しも休まず、浪は寄せて、音をたてている。一体、何の目的あって、浪は永遠に、同じことを繰り返すのか。何のために天があり、地があるのか。どうせ人間は小さいのだ。こんな人間の一人が、顔を赤くしたり、恐ろしがったりしたところで、ゼロに等しい。何という愚かだろう。浪は海の底から、怪しい音を持ってくる。「何もかも棄てて、この青い海の中に隠れてしまえ」と、私の心はささやいている。九時すぎ床についた。突然いやな心配が起こった。「もし寝小便をしたらどうだろう。」なかなか眠れなかった。

四日　……「医者が、ブラブラしてはいけない。セッセと仕事しなければならぬといった」と話してみても、「石臼をゴロゴロ廻しては、脳へ響くから、よしなさい」といって、なかなか了解してくれない。軒を打つ雨垂れが幽霊でも出そうな陰気な音を立てる。堪らなく淋しくなった。

……なおこんなところへやって来て、自ら生きようとする執着の強烈なのに驚く。

[執着の強いものは、自ら執着を感じない。]

六日　……主人と、お茶を飲みながら話す。一所懸命で、私の病を了解させようとした。「頭の痛みや、ポッとするのは、医者のところで治った。それから、人の中へ出たりすると、こう……。」私は怖くなるとはいえなかった。「逆上するんですな……まあ恐ろしいのです。」「恐ろしいといって、誰もあなたを、どうもしないじゃありませんか。」「いやその感じだけなのです。」「身体をこわすと申し訳がない」といって、なかなか「畑へ出ておやりなさい」といってくれない。……

夕飯まで働いて、かなり疲れた。
七日　今日は、スバラシク元気である。気軽に、冗談もいえるようになった。……畑のウネを二つ作って、大根の種を播いた。また雑草取りをやった。長い間、何事もしなかった私は、いかにそれを、神に対して恥じたことであろう。今、私は自然の子だ。自然に対して働いている。それが生活なのだ。やがて心も、充分に働かせる。今まで、他人に対して今日ほど間断なしに接することはなかった。仕事をしながら、私がもし先生の診察を受けずにここへ来たら、その結果はどうであろうと思って、慄然とした。毎日ビクビクしながら、冷水摩擦や散歩やをして、何の得るところもなかったろう。……時々恐怖が、意識の一端をズッと過ぎることがある。何だか薄い仮面様のものが心にくっついて、それがはげさえすれば、赤面も残像も、何もかもなくなるように思われる。……今朝は、下痢をした。下痢の時は食を断つべし、といわれたが、今は一杯も少なくすることはできかねる。

自信も何もいらぬ

八日　ズボンとシャツ一枚で収穫の手伝いをした。日はキラキラと、青い空に輝いている。女三人と一緒に仕事をする。一日中、冗談をいいながら笑う。牛乳屋が、通りがかりに娘にからかう。私も一緒になってからかう。娘は赤くなって、言い訳をする。私は、飯を五杯食って大笑いをした。すべてが、工合《ぐあい》よく行く。先生のいわれる通り、皆自然のままである。今でも耳鳴がするが、恐ろしいとも思われなかった。今日の生活は、先生の下にいた時とその様式こそ違え、その根本義において、全く同じである。

先生、もう一週間も経ちましたから、日記を送ります。来房最初には、疑ったり、恐れたりしました。

[疑う時は疑い、恐れる時は恐れればよろしい、拘泥《こうでい》してはいけない。良い経験として記憶しておくこと。]

私の身体は、労働に堪え得ることを、先生の下で証明されましたが、今また充分に納得できました。読書は『叙述と迷信』一冊を、一日半で読み上げたことによってわかります。雨の降る日は、読書するつもりです。今は試みをしてもよいと思います。

[けっして試みをしてはいけない。]

対人恐怖の方は、まだ自信ができません。

[自信を得ようとするのは、自信のない証拠である。自信してはいけない。ミルトンの語に、「吾人は、本は一冊も読むに及ばぬ。ただ自分の心の奥を探り探れば、大詩人となりうる」ということがある。君は自然の詩である。普通の人は、努力して求めても、これだけの詩はできない。これらの思想は、皆人の心の底にある自然のものである。しかしながら、並々の人は、心の表面を

擦過するだけで、すぐに忘れてしまう。君の特性が、人情の機微をとらえることの傾向を持っているからである。たとえば植物学者が、珍しい植物を見つけるようなものである。普通の人も、同じくその植物が目に入っているけれども、いたずらに看過するのである。君はますますこの傾向を発揮すればよい。そうすれば、赤面のことを友人に話して心が晴れたように、これらの感想や叙述が、自分を離れて、第三者として、慰めることができるようになる。また一方には、苦痛を苦痛として堪えていれば、毎朝の洗面の水が冷たくないように、ついにはこれらの苦痛に、気がつかなくなる。あたかも摘草にあきたものが、同じ摘草を踏んで散歩するようなものである。一カ月の後には、全治するだろう。しかし「昨日は良かったが、今日は悪い」などと、自分の病を測量し予想することは、君のすべきことではない。良くなるかならぬかは、ただ私の知るところである。君は知らない。君はただ独りで、勝手に病を心配していればよい。ただ私の指図の通りにやっていればよい。また学校の勉強も加えてよい。労働は、養生のためにするのでなく、労働のために、興味のままにすればよい。興に乗っては、無理をしてもよい。」

九日　昨夜安眠ができなかったと思うと、顔が熱くなるような予感がする。村の家へ、機動演習の兵隊が宿る。果して今日は、時々赤くなった。しかし恥かしいだけである。自制を失うようなことはない。軍隊が通る時、皆が私を見ていくように思われた。

十日　今日から、自炊することになった。兵隊が出発した。村人とともに、恐怖なしに見物することができた。

十一日　夢を見た。……自分は何のために生きているのか、生から死まで歩む間が楽しければいざ知らず、もしその道が苦しければ、歩んでもつまらない。

［われわれは生れようと欲して生れたのではない。生死の目的は、生命そのものである。もとよりわれわれは快楽をむさぼるために生れはしない。何でも苦にすれば、一挙手も苦しい。苦にしなければ、何でもない。］

私は毒薬を飲んだ夢を見た。……醒めて後、しばらく私は、どこまでが夢で、どこまでが現実だかわからなかった。……今日は、何もかも書いてしまう。心が軽くなるように願いながら。……私の少年時代は、全くわるかった。その時のことが、蛇よりも執念深く、私の心の奥へ嚙み込んでいる。それを除きたいばかりに、私は聖書を読んだ。聖書は、私に対して、刑罰の鞭だった。……誰が私の第一の印象を、しばしば穢らわしいものばかりで彩ってしまったのか。私を最も愛するという父ではないか。……あまりにつらいから、握飯をこしらえて、山へ出かけた。……四方の天地を見て、悲んだり、喜んだりした。村へ入った時、また現実の恐ろしさに会わねばならなくなった。夜先生から、日記帳が戻ってきた。赤い先生の筆を見ると、何ともいえない力が出てきた。

十二日　炊事の時間は楽しい。課せられた仕事ではない。腹がへるから、飯を炊くのである。副食物は、ただ一種で足りる。しかしこれでは、栄養不良になるだろう。［滋養物は、特別のものはいらない。滋養は、食欲のうちにある。人間的活動のうちにあるのである。］

　これで見れば、貧乏というものは、さほど恐ろしくもないらしい。午前中は、百六十束の藁を、車で数回に運んだ。後で押すものがエンサカとうなると、私はホイと答えた。エンサカホイを繰り返して行く。村の人に会うと、ちょっと恥かしい。私は、心を自分から離して、一所懸命に車を曳いて行く自分の姿を見た。そして吹き出してしまった。梶棒は、腹で押すに限る。車はやはり腹で曳く。午飯は非常に美味い。

十三日　村へ出て、大根と油揚とを買ってきた。……神経質のものは、自炊すれば、一日仕事のなくなるということはないと思う。……人と一緒に、笑いながら米を搗《つ》いた。口が臭くはないかと、心配になった。臭くはないらしい。しかし気にかかる。今日は雨が降ったが、自分の容態の晴雨計的変化は起こらなかった。

十四日　……散歩するにも、目的がなければいけないと先生がいわれたが、なぜであろうか。朝用事をもらって、半里ばかりの農家へ行った。……「今日は、身体が重くはないんですか」と、淋しくなって、一人にたずねた。「今日は誰も皆、けだるい」と、ちょっと顔を上げて答えた。誰も彼も疲れているのがわかった。

人間性の自然に従う

十六日　今日は房州へ来てから、一番工合の悪い日である。午後、前田へ米搗きにいった。顔が熱い。人とうまく話が合わない。神経の作用が遅鈍になった。視点を朦朧とさせて、顔の筋肉をだらりとさせておくのが、良い気持ちだった。

［日夜絶えず、自分の身体と心との微妙な変動を気にし、観測している。ちょうど守銭奴が、日夜、金袋を出したり入れたりしているようである。自己欲の最も盛んな現象である。］

　力を入れると、だんだん気持ちがよくなった。日暮方、藁の運搬に行った。労働に比例して、気分が明るくなってきた。

［ただすることによってのみ、活気が出て、興味が起こる。］

　一昨々年来、夢を見ない日は、ほとんどありません。この頃、あまり意味のある夢を見るのが、恐ろしくなりました。どうしたらよいでしょう。

［どうするには及ばない。……読者に対して、ちょっと説明しておく。この不親切なような答は、いわゆる不問療法と称するものである。全く聴き流しの態度で、患者に拘泥させ、注意を向けさせない法である。これは病症の程度と場合とにより、用いるものである。］

　バイブルは、私に性欲は悪魔だと信じさせました。「女を見て色情を起こすものは、心の中に已《すで》に姦淫したるなり」ということは、いかに私を苦しめたことでしょう。
［悪心を起こしてはならない、ということを、強く表わしたに止まる。すべて極端は極端に移る恐れがある。中庸を得なければならない。ただ欲念のために、けっして人を損なってはならない。西洋でもインドでも、古来いろいろの禁欲主義があった。これらの記録を見れば、人間知識の偏狭なことを知り、また、かの西洋の僧院の内情を見れば、その結果が、洪水の堤を決するようになることなどを知ることができる。ピューリタンも駄目だ。大杉（栄）流の自然恋愛も間違っている。ただ自然に活動していれば、性欲も自然に制せられるのである。］
労働している間は、赤面恐怖はありませんが、床屋に行って鏡に向かうとか、汽車に乗るとかすれば、顔が火照ります。
［火照るのも、赤くなるのも、人の生理である。これを止めようとするのは、心臓の鼓動を随意にしようとするようなものである。苦にすることに慣れれば、自然に苦にならないようになり、赤くならないようになる。ただ直往すれば、意想外に容易である。］
私は来年は、必ず実業方面の学校へ行きます、と父に誓いました。それはたんに、一時逃れの言葉に過ぎません。あの時に、父の言に反したら、父は先生のところへも、房州へもやってくれなかったでしょう。そうしたら、今頃私は、死んでいたかも知れません。
［なかなか死ぬものではない。生の欲の強いのが、神経質であるから。］

私は来年、再び学校へ出るのが恐ろしい。対人恐怖が恐ろしいのです。生きているのが恐ろしいのです。

［必死必生は、ただに武道の秘訣だけではない。］

私が三文詩人にでもなって、実業の方面をやれという父の言葉に反《そむ》いたら、私は不孝者でしょうか。

［否、最も自己の向上に適当なものを選べばよい。それが孝である。しかしこれを選び得るものは神である。否、思慮もあり、経験もあり、世を知り、人を知る長者である。執着心を失ってはいけないが、いたずらに世を知らず、経験のない少年が、たんにその気分と空想とをもって選んだものは、実際には、少しも当てにならないものである。たとえば、はじめて東京見物に来た人が、善導者なくしていずれを見物してよいかわからないように、あるいは何でも、浅草で活動写真を見れば目的を達することができると考えるようなものである。君の将来の方針を定めるものは、君の志望と、父君の見解と、他の識者との相談の結果が、最も良知だろう。己を信じ、人を信じ、長者を信じることのできぬ人は、神を信じられない人である。文科も良かろうが、具体的、実際的学問ならば、神経質には間違いがない。虚弱者は、よく医学を志望し、神経過敏者は、往々精神的な方面に走り、厭世家的宗教に傾くが、みな不適当である。虚弱者は、農業等によって身体強壮となり、神経過敏者は実験科学によって、はじめて人生の如実を会得することができ

る。」

生活そのものが詩であり信仰でありたい

私は、父に偽りの誓言が、クリスチャンの私として、罪悪の値があります。

［言葉尻の拘泥は、真の信仰ではない。改めて相談すればよい。］

私は、文科へ入りたい。人間らしい生活をしたいのです。私は、少年時代から滲みこんだ、穢らわしい印象と戦いたい。私は、少年時代の感化に圧倒されたから、これを圧倒し反《かえ》してやりたいのです。

［たんに少年時代の感情状態である。貧に生れた者は、貧の徳あり。富に生れた者は、富の徳がある。神を信ずるものは、皆これを善用することを知っている。不満は人情の常である。適度に忍ばなければならない。……死にたい、と思う心は、生の欲の激甚な結果である。自己身心の安楽を得るために神を信ずるものは、信仰に似て、邪欲である。人生を、理屈や思想で解決しようとするのは誤解である。これを解決するものは事実である。食欲がなければ生命はないが、食欲にあこがれ、食道楽に浮き身をやつせば、その結果は人生の堕落に終る。知識欲、思想欲、解決欲、詩情欲、これらがなければ、高尚な人生はない。しかしこれをもって人生を解決するものと執着し、あこがれ、かぶれ、飜弄される時は、ついに空想の極《きわみ》に行きつまって、禅のいわゆる繋《け》

驢桔《ろけつ》（つまらないことに心が縛られること）に終り、華厳の滝に帰着しなければならない。これを解決するものは事実である。君は身心ともに何事でも一人前できる。人生は、詩人が直ちに詩ではない。宗教家が、直ちに信仰ではない。実業にも科学にも、詩もあれば信仰もある。詩も信仰も、主観的なものである。生活そのものが詩であり、信仰でありたいものである。」

二十三日　……主人は笑って挨拶した。私の存在は、気にもとめない、という顔つきをした。ここに私は特筆することがある。以前なら、こんな空気を吸っただけでも、世から人から見離されたように、悲しさ淋しさに堪えられなかった。今は何ともない。先生のいわれた依頼心が減ったのかも知れない。独立心が次第に強くなった。

二十五日　煙草が吸いたくなった。なぜかわからない。「私は一人前になれそうだ」という予感、すなわち病に対して寛大になってきた証拠かも知れない。あるいは生意気の好奇心に過ぎないかも知れない。先生へは「少しくらいは、かまわないか」と、葉書でお尋ねしておいた。その葉書を出した帰りに、「朝日」を買って、二本吸った。以前ならば、神経衰弱療法に、煙草と酒を飲むなと書いてあったので、他人の吸った煙草が顔へ流れてきても、恐ろしかった。しかし今は、少しも心にとがめない。吸ってみても、何ともない。うれしくもない。そして吸わないと淋しい。

午後は労働。夕飯に菜っ葉が食べたくなったので、前田へ行って、「菜っ葉がありますか」といったら、妻君が、さもさもうるさそうな顔をして、「鶏が食っちゃったが、勝手に持ってってくれ」とけんもほろろの挨拶に、私は身体中がむずむずして帰った。

二十六日　午前、歯医者へ行った。巻煙草を吸って歩いてみたいくらい、気がのびのびした。そして一本吸ってみた。もう東京へ帰っても、大丈夫なような気がした。晩秋の陽を浴び、青い浦賀水道を駛《は》せて行く白帆や汽船を見たり、山を仰いだりして、のそのそと歩いた。帰りには、ほとんど残像が見えなくなった。しかし一時の現象であるらしいから、うれしくもなかった。前田の妻君も、昨日、私にポンポンしたのが、気の毒になったらしい。眼に見えて親切になった。私は別に気にもならない。身も世もあらぬ、というほど悲しくもない。厭になったら東京へ帰るまでだと、心が大きくなっている。今までにはないことである。

宿命論を排す

二十七日　下の人が、拳骨ほどの萩の餅を五つくれた。朝飯前であったから、牛乳一合飲んだうえ、三つ平らげた。そのうえ、飯を三杯食った。

　昨夜、先生から、日記が戻ってきた。私は噛りつくようにして読んだ。そしてよく了解した。将来の志望については、あわてなくてもよいが、それを考えると、私はとてもあわてずにはいられない。先生から送って下さったルソーの『懺悔録』を読んだ。ルソーの一生を基準として、人生とは何であるかを考えた。人間は、自分の望んだことは、皆行えないだろうか。ルソーは、秘書官にもなれず、音楽家にもなれず、そして文学者になりきることもできなかった。私達は、眼前の小さい完成へ進んでいけばよい。私達には、もう生れる前から運命がきまっていて、結局は、運命の命ずるままになってしまうのではないか。ここまで考えて私は、いやそんなことはない、と信じられなかった。それ以上、幾何を証明するように考えることはできなかった。

「宿命論は、私らの常に最も排斥するものである。」

二十八日　午前、歯医者へ行った。ほとんど残像はない。今日は、顔の赤くなる日だ。百姓に会っても赤くなり、娘がすれ違っても火照ってきた。歯医者のところで挨拶しても、赤くなった。帰りにはこの哀れな自分を、もっと苦しめてやりたくなって、停車場へ行った。汽車へ自分の顔を乗せて、うんとなぶってやるつもりであった。発車まで一時間半もあったので、また歩いて帰った。途中赤くなった。先生の「必死必生」を思い出して、心して赤くした。恥かしくなかった。

午後、労働をした。一緒に働く娘に、「顔が赤いか」と聞いた。「赤いわ」と答えた。「眼につくほど赤いか。」「いいえ、眼につくほどではありません。」「赤い顔と青い顔と、どっちが嫌いか。」「青いのは全く厭です。田舎の人は、赤い顔が好きです。」「東京の友達は、赤い顔をする人間をなぶりものにするよ」といいたかったが、よした。

夜、宿の婆さんがやってきた。また例の一件だなと思った。赤い顔が、一層赤くなってきた。私は腕を組んで、顔に一杯、電気の光を沿びていた。赤くても恥かしくても、心おくれもしなかった。

[ようやく全治の境に近づいた。自ら測量すること、ことさらに努力することも、追々となくなる。]

午前、歯医者へ行く途上、こんなことを考えた。私が文科へ行きたいのは、あるいは至当でないかも知れぬ。私が先生に修養していただかなかったら、私はおそらく神経衰弱のため、文科どころの騒ぎではなかった。そしてまた、先生のところへ行けたのは、父がやってくれたのである。父は私を、どんなことがあっても商人にすると力んでいる。今私が父に背いたなら、私は最も悪《にく》むべき忘恩者の名を受けはしまいか。今の私は、私の私でなくして、父と先生との所有している私ではないだろうか。私には、もう自由な意志がないわけである。真の子の愛とは、自分の意志を捨てて、全く親のいうがままになることではないか。キリストの愛も、そういうふうに解すべきものではないか。芸術を捨てて、父の命ずるままに商人になって、一生を送るとする。こう考えると、苦しくなる。そして私は、生きた木偶《でく》、呼吸をする土偶になってしまう。いやそんなことはない。私は商人としての生活を考えてみた。裕《ゆた》かな衣食住以外、どんな生活がある。それから、温かい幸福が湧いてくるとする。ミレーの伝記を読み、ベートーヴェンの一生を知っている私は、とても、そんなものが真の人としての生活であるとは思えない。しかし今日は父の命ずるままの学校へ行こうと思った。

「この問題、この煩悶は、すべての人に、馬鹿でない限り誰にも一度は起ることである。君一人のことではない。これを解決するものは哲学ではない。実際である。理屈に偏した時は、同一のことが、愛とも憎とも、悪とも善とも解せられる。実際に思ったよりもたやすい。しかも最も難しい理屈を超越している。およそ人が、その人生を造り上げるものは、その人の人格そのものである。あながち文学を勉強したからとて、真の詩人とはなれない。また商業を修めたからとて、必ずしも成金になれるものではない。いかなる境遇に生れ、いかなる教育を受けたにしても、必ずその人の本性は発揮されなければならない。これが本統の人格である。造った詩人よりも、生れた詩人が尊い。鋳型に入れた宗教家よりも、発心した信仰でなければならない。あるいは科学に身を立てた哲人は、文芸にかぶれた詩人よりも尊いかも知れない。後藤（新平）大臣も、確かクレマンソーも、もと医者であった。ダーウィンも、はじめ神学校を出た。シラーも軍医であり、ゲーテも生理学者であった。またエジソンは少時、汽車のボーイであった。私は君を商人にしたいとはけっして思わない。父上も、まさか無理にも、とは思うまい。しかるに一方から考えれば、私は君に対して、君の文芸にあこがれる心を満足させたくない。その前に、まず着実な実際家となる地盤を作らせたい。山吹のような哲人にしたくない。スイミツ桃のような詩人にしたい。しからばどうすればよいか。それは君も知らない。私も知らない。それは君のいわゆる自由意志ではない。神の意志である。境遇に適応する心である。」

二十九日　歯が痛くて、一日くさくさした。ルソーの『懺悔録』を読み直す。午後、収穫を手伝った。仕事をすることは愉快である。しかし私の気は重い。ごく淡い淋しさと悲しさと心配とが混じて、一種異様な気分ができた。

［歯の痛みから起こる精神的な反応である。］

鉄道で、前田の主人と立ち話をしている男があった。私は藁をしまって、小路から見ていた。「この村では、除隊兵を小学校生徒が出迎えなかった」とか、「ああ涙に堪えなかった」とか、「村役場へ駆けこもうと思うが、村長がいない」とか悲憤しているところは、まるで駆け出しの壮士であった。私は嗤笑《ししょう》してやりたい気がした。突然、ギョロッとした眼で私の方を見て、「野郎来い、来い」といわれた時は、全くギョッとした。彼は私の心を見通して、あの太い杖で、私をどうかするつもりかと思った。いあわせた人の視線が、私を赤くした。セルフ・コントロールを失った。彼は、私に対していったのではなかった。彼の犬が、私の後ろにいたのだ。後で聞いたら、彼は半狂人だそうだ。狂人に睨まれたら、赤くなるのも当り前だろう。しかし気が弱い。そして、こういう人達を扱っている先生も、随分気味が悪いだろうと察せられた。教師に睨まれるのと、狂人に睨まれるのとは同じである。家へ帰っても、婆さんの顔を見ると、昨日のことが思い出されて、厭な気がした。人生は、こういうことで一杯ではないだろうか。東京へ帰りたくなった。

三十日　今日は、十一月の最終日だ。何の感慨も起こらなかった。どうせなるようにしかならない。いくら、せいても、あわてても、流れ着くところにしか流れない。大きな渦巻があって、それは黒くて悪むべき渦巻である。人は皆、その渦巻に巻きこまれようとしている。ちょっとでもよいから、渦から逃れようとしている。良心の強い人間は、最後まで、水の底へ潜りっぱなしにはならない。すぐ浮かび出る。しかし結局は、死という鳥が飛んできて、浮いている人間をさらっていく。

夕方、四、五人の若い男が、変な服装で、ラッパを吹いて村へ来た。今晩、活動写真があるそうだ。私は二階から、その男達の歩くのを見た。あんな馬鹿なことをしていたって、人生は人生だ。あの人達だって、生きているのだ。そして人生とは、何を目的としているのだろう。雨雲に包まれた山々を見ながら、空想に耽った。

十二月一日　東京へ持って帰るつもりで、串柿をこしらえる。

自己計測器

二日　午前中は、前田の主人と芋掘りに出かけた。何だか気まずい。なぜこんな気分がつづくのか。考えてみてもわからない。複雑な微妙な人の心理だから、わかる道理のものではない。神経の先がチクチクする。

二時頃、歯医者へ行った。途中でチョイチョイ赤くなった。自分で、今日は赤くなるなと思っていると、果して赤くなる。それが実によくわかる。

［わかるはずである。予期恐怖から、自ら起こすのであるから。］

患者が四、五人来ていた。顔が熱くなった。皆がジロジロ見るから、室の隅へさがって視線をさけた。熱いのは治ったが、神経はちょっとした動機にも赤くなるように待ち構えている。赤面恐怖が、頭の中に一杯になっていた。別に恥かしくも、恐ろしくもなかったが、生きていることが淋しくなった。帰ってから、籾殻打ちの手伝いをした。なぜ厭な気分になるかを考えた。私と前田さんとは、赤の他人である。どんな親密にしても、四十歳の男と、二十歳の少年とは、友人となることができない。私はあまりに多くを要求し希望し過ぎた。私はいくら仕事をしても、それは一つの遊戯に過ぎない。彼は職業をしている。私は手伝いをしているよりは、むしろ邪魔をしている。そして彼は「有難うございました」と、一々礼をいわねばならぬ性分である。私は、彼の仕事の全部を手伝おうとしている。彼は、なるべく仕事をさせまいとして「およしなさい」を繰り返すのは当然である。それで、こんな厭な気分が湧いてくるのだろうか。いや私には、とても説明できない。

夕暮の暗い室の中に横になって、大声で歌ってみた。自分の声が、空虚な淋しい歌を出すので、よしてしまった。雪でも降ったように、外が白い。月の美しい夜だ。夜、前田へ遊びに行くのが、どうしても苦痛だ。我慢して行った。すぐ厭になって帰る。そして、中村屋の婆さんと話してみた。これも愚鈍な話だから、二階へ上って眠る。

三日　朝起きても、先日中のように、気が晴々しない。額から頭へかけて火照る。今日一日も、また赤くなる日であると予想する。

[毎日、顔の赤くなるのを測量している。赤面計という器械である。]

朝、前田へ行って、妻君とお鶴と二人で米を搗いているのを、夕方まで手伝った。主人がいないと「およしなさい」というものがないので、うれしい。私の手足が、一番冷たかった。手足へ行くべき血液が、頭と顔とへ来ているに違いない。

米を搗きながら、メーテルリンクの『青い鳥』を読んだ。随分教えられた。感激さえした。人生の目的は、確かにあの青い鳥をつかまえることである。あの青い帽子を被って、世界中の生物、無生物の精を見抜くことである。もし私が一個の商人になったとしても、あらゆる生物、無生物の精を見抜くことができたら、特に芸術家というレッテルのつく人間にならなくとも、私は美しい有意義な生活ができよう。そして、これがすべてであろうか。

しかし、やっぱり病は恐ろしい。間歇泉のように一カ月中の幾日かは、赤面恐怖が激しくなるようである。注意してみると、髪の伸びた頃が、最も度が強いようである。床屋へ行くのが恐ろしいのに関係しているかもしれない。明日あたりは行かねばならないかと思うと厭になる。そして煙草のことが気になった。先生から、何の返事もないのに［些細なことに拘泥する必要がないから、ことさらに返事しなかった］毎日食後に、一本ずつ吸っている。あるいは実際に毒があるであろうか。

［いい加減に解釈していればよい。私も知らない。もし医者が毒であるというならば、それもいい加減な口実である。］

四日　朝から、腹工合が悪かった。床屋へ行った。また真赤になることを予期した。覚悟をしたような心持ちで、暗いガラス戸を開いた。鏡の前へ坐ったけれども、赤くなりもしなかった。そしてホッと安心した。どんなに嬉しいことだったろう。

五日　一日中、うんと労働した。夜は、前田へ招かれて、ご馳走になった。昼食を食い過ぎて、胃が痛かったけれども、病《わず》らうつもりで食った。酒も飲んだ。生れてこれが二度目である。五勺ばかり飲んで、好い心地になった。煙草ものんだ。悪いことでもするように思われた。夜中に腹痛で眼が醒めた。

無意義な一日を送ったものだ。腹が痛いのに、なぜ病らうつもりで大食したのだろう。一体病らうことが恐ろしくなくなったのであろうか。酒や煙草をのんで頭の悪くなるのが、心配にならなくなったのであろうか。何という馬鹿な話だろう。

［病を恐れるから、いたずらにこんなことをする。気にとめない人は自然のままでも、無理もし

なければ拘泥もしない。」

六日　今日は一日、娘と二人、納屋で藁をたたいた。一日中、歌を唄い通した。こんなことをして暮らしている自分を顧みると淋しくなる。湯へ入ってから、我慢して飯を食った。まるで腹の調子が狂ってしまった。へっているのかくちいのか、見当がつかなくなった。果して腹が痛くなった。今日くらい屁をたれたのは、生れてはじめてである。三十分間に、七ツ勘定をした。この割合にしたら、一日中、どのくらいしたかわからない。しかし、破裂するような音なので、自分ながらあきれた。

「赤面計、病気計、感覚計という器械である。」

勇気はいらない

七日　今日は一日、断食して寝るつもりだ。いろいろ考えた。病より自分の将来を考えるのが辛かった。まず、まるで茫として、何が何やら見当がつかない。

「見当のつくものは、でたらめの易者ばかりであろう。」

二時に起きて、安部川（餅）をこしらえて食った。また、前田へ行って藁をうった。

××申す――一月から学校へ行かなければならなくなりましたが、私には学校へ行ける勇気がありましょうか。

[勇気はいらない。ただ行けばよい。]

残像や彩塵は、相変わらず盛んです。別に気にもなりませんが。時には淋しくなることがあります。いつまでも忘れずに視えるでしょうか。

[常に注意していれば、ついには忘れる。毎日勘定してはいけない。]

この頃は、父から金を貰《もら》ったり、養われたりしているのが、悪いこととして、心をとがめるのです。親の恩に感激しながら、一面親の生活の方法に対して不満と不平を抱く二つの感情が打ちあって、こんな奇態な心が湧いたのです。私は、物質では貧民でもよいが、頭では富豪になりたいのです。

[頭の――心の――貧しきものは幸なり。]

父は、それに反対の願いを持っています。絵を買うのを見ましたが、父は絵よりも、落款《らっかん》を買う種類なのです。

[君は芸術品を鑑別する力がありますか。]

父は人間が生きていくのに、地位と財産と名誉とが最も大切である、と話してきかせました。私はそんなものは一番下らないものだ、といって叱られました。

[地位とは、身心の修養の高いもの、財産とは、衣食その他の必要、および欲望を満たし得る有形無形の材料と手段、名誉とは、良心に疚《やま》しくないことで、人生に最も大切な三条件である。]

私は、こんな気まずい心がありながら、父が恋しくてならないのです。この矛盾が、私を、私の病に対するよりも苦しめます。この矛盾は、どうしたら消えるでしょうか。

［恋しいから怨むのです。他人ならば、怨みも何ともしない。言葉に拘泥するから、矛盾に見えるのです。］

私は父には、苦しい頼り方をしています。そのほかに、先生だけに頼っています。私は別に、友も親類も、相談相手になってくれる人はないのです。淋しくてならないのです。

［君は、神を信ずるとのことであったが、神を信ずるものは、孤独の淋しさというものがない。人は神の子である。神に近いものである。人を頼らず、友を頼らず、親戚を頼らず、親に頼ることのできない人は、神に頼ることのできない人である。したがってまた、自己を信じない人である。君が友、親戚を信ずることができなければ、君が神を信じ、私を信ずるというのは偽りである。もし神も私も、君の思う通りにならなかった時は、直ちにこれを排斥するであろう。神も父も、己れよりは偉大である――この説明は、ちょっと手短くはできない。］

人情の自然が立派だ

八日　霧が晴れかかってきた。赤インキ［私が赤インキで書き添えたもの］は、朝日のような輝かしさに、霧を晴れさせてくれた。

岩の上に坐って、渦巻き、ゆらぎ、沸き立っている浪を見た。そして海や空や浪や日の光と話してみようと思った。が、私の心はとても暗くて、何の内容物もなかった。ガランとしていた。夕暮れて、浪の音が恐ろしくなって、あわてて絶壁の下から立ち退いた。
[自然は雄大である。詩である。君は自然の詩である。世の実際の上に、この詩情を育成したい。]
九日　米を搗きながら、すばらしい声で歌った。そして淋しさを消した。
[わざとらしい。真面目に淋しむがよい。鮎のウルカのような味がある。]
十日　働いた。それはそれは、眼の廻るほど働いた。しかしあのうっとりとするような疲労が湧いてこない。淋しいくらいだ。健康。祖父から、小包と手紙とがきた。紅茶と砂糖とが、愛情という封皮に包まれていた。金も入っていた。『わけもなく人が恋しい。会えばまた、孤独が恋しくなるであろう』。しかし早く東京へ帰りたい。
[「わけもなく……」名句である。富めば清貧がゆかしく、貧すれば富をうらやむ。人情の自然が立派だ。やはり自然は微妙雄大である。禅語に「人無き時、人あるが如く思え。人在るとき、人なきが如く思え」ということがあるが、むしろ人工的小細工である。]
十一日　久枝の海へ、貝を拾いに行った。若い日の悔恨の苦悩と、美しいあこがれ、消えそうな淡い希望とを、破れ貝の銀色の中に止めておこう。じっとして動かない空、そしてユラユラゆれる海、青い色、水平線の上に薄い三崎や大島、そして、じっとして眠っている帆、その真の美に

酔うには、あまりにも穢い、苦しい自分ではないか。芝生に寝転んで、大きな声で歌った。手を組んで祈った。この海を越えて、人々は都で何をしているのか。そしてこの俺はどうだ。百姓が不思議そうな顔をして、私を見にきた。気違いだと思ったのであろう。砂丘を越えて帰る。宇宙はこんなに美しく大きいのに、時はこんなに永く速いのに、父は何だって、社会を重く見るのだろう。

［何だって、父をこんなに難しく見るのだろう。］

誰かが、「社会を研究するよりも、自然を見よ」といった。「今の社会の制度は、皆間違っている、とキリストがいった」と、トルストイは彼の『わが宗教』の中に書いた。文明を呪っている彼の書物も、やっぱり輪転機によって印刷され、書店に飾られた。今日の文明を呪っているものの、そこに何か錯誤がある。それで、こんな矛盾を生じたのだ。

［人の思想には、パラドックスが多い。自然は常に真である。美である。動物界の現象も自然である。人間社会の現象も自然である。物価騰貴も自然である。何だって、死んだ貝殻、遠く眺めた山海、われに関係の遠いもののみが自然であろう。かの岩壁を絶えず洗い流している浪は自然である。われわれの自然を大きく、かつ細かく観察するとき、絶えず人は、努力、奮闘しているのが自然である。］

母から手紙がきた。二尺ばかりの手紙を、はじめ流し読みして、継母に対して、わざとらしい愛情を蔑み、幼い頃からの母の感じの悪さを思いめぐらした。二回目に精読した。継母に対して、こんな気まずい感情を持っているのに、継母は誤字だらけの手紙を書いて、体を大切にしてくれと、細々と注意してくれるのを比較して、恥かしくなった。クリスチャンの私と、無宗教の母とを比較してみると、母の方がずっと愛を知り、愛を抱き、よほど私より宗教的な心を持っている。そして今まで気にとめなかった彼女の、私にしてくれた親切なことどもを想い出した。顔が赤くなって、あぶなく涙の流れるところだった。今まであんなに偏した感情を持っていたのを、恥かしく感じた。

［われに愛なければ、他のわれに対する愛に気づかない。］

こうやって、親身のものから遠く離れて孤独の生活をすると、誰をかも愛さずにはいられなくなる。芸術のためには親も捨てる、罪人とも呼ばれようなどと、強そうな偉そうなことをいっていたのは、確かに半分は病気から、半分は神経衰弱に、生噛りの文芸が注文したようにうまく適合したためであった。それから、小説の乱読が、頭を変にしたかも知れない。ロマン・ロランの新英雄主義に、拳を振って天に声を挙げたりしたのだ。そして、どうかして、ロダンやミレーのような境遇へ、自分の境遇を作りかえようとして、あせったり、苦しんだりしたのだ。今父が胡砂（蒙古の砂漠）吹き凍る北支那で、病気になって苦しんだり、私達を日々夜々、心配しているのを想うと、何を捨てても、父のため、母、祖父母のために尽くさなければならない。

[この心持ちを起こすに至ったのは天の配剤である。この心を失ってはならない。トルストイの『わが宗教』を読んだならば、我執を捨てなければならない。君のこの現在の状態は、神経質性過敏であって、永くはつづかない。また何かのことがあれば前の怨みや反感が、頭をもたげてくる。で、この愛情と反感とが、チャンポンにいけばよい。あまり拘泥してはいけない。]

しかししかし、私はあの憧憬し抜いた文学者生活を捨てるのか。ロダンや、ミレーや、ドストエフスキーのあの美しい苦悩を、いかに羨望したことだったろう。そしてついに、その苦悩の享楽のできない凡々たる生活に入るのか。凡々たる生活、何という淋しい字だろう。苦しい眠りに落ちる。

[芸術心を捨ててはならない。ただ世路の艱難《かんなん》をなめて、修養時代を卒業しなければならない。そうでなければ、社会の有害者ができるだろう。世には、アザミの花のような文学もある。憧憬、羨望は房州の海や遠山の美にあこがれるようなものである。海の涙は、絶えず岩壁に衝突して、ここに美がある。しかも浪は、これを快楽ともしなければ、苦悩ともしない。享楽をあさるために、人はますます堕落の淵に臨むのである。君の対人恐怖は、人よりも強がりたいという欲望、その安楽になりたいという欲望の過重からであった。苦悩を苦悩としてこれを苦悩した時に、その苦悩を忘れたのであった。凡々たる生活人は万物の霊である。その人間の生活が、何で凡々であろう。われわれは遠く羨望するから、蝶の舞、蝶の働きが自然であり、真である。我執の欲望

が強いから、ただ自分のみが独り苦しい。穢い思想のパラドックスが起こるのである。われわれは万物の霊である。大自然の発動である。山や海やに、わが霊を附与して、これを美化してやるのである。」

職業は人によって貴賤あり

十二日　起きれば美しい未明であった。久しく会わなかったなつかしい冬の朝だ。星がキラキラ光っている。海岸へ出る。三崎半島には、もう朝らしい明るい光が芽ばえている。燈台が、まだ光ったり、消えたりしている。

午前中は、麦畑を耕した。サクサクと快い鍬の音が、無暗になつかしくなってきた。昨夜は父母に対してあんなに感激したのに、今日はまた、もとの愚昧さに焼きがもどった。しかしまたすぐ父母が恋しくなる。半日農事で、肉は綿のように疲れ、精神は思想と感情との衝突で渦巻いた。そして一歩一歩、ある解決に近づいているとは気がつかなかった。先生から日記が戻ってきた。例の通り、赤インキの跡をむさぼるようにして駆け廻った。私の頭は、今二組に分かれている。一つは父母の愛にありのままに抱かれようとする心、今一つは、猪突的に、芸術に進もうとする心である。五分間ばかり、先生の文を読んだだけで、第二の組の心は、ガンと打ち砕かれた。「この度しがたき愚物め」と大喝されたようにびっくりした。魂《たまげ》消るとともに、今まで隠れていた真の自分が、心の隅から飛び出した。真の自分は、「芸術だ芸術だ」と足も空に駆け廻った、あんな浮気な空元気ではなかった。飯を食い始めた。「あなたは、芸術品を鑑別する力がありますか。」先生の言を想い出して、顔が真赤になった。無惨にも、私の仮面は打ちはがされた。もう恥かしくて恥かしくて堪えられなくなった。畑へ飛んで行って、土を無暗に打ち歩いた。「あなたは芸術品を」と頭へ浮かんでくると、「ウンウン」とうなって、全身の力で地を打った。そのうちに心が次第に落ちついてきたから、また考え出した。

要するに、私はうまい工合に、芸術という仮面を被って、愚かな弱い自分をごまかしていたのだ。哲学概論に一日かそこら頭をつっこんだり、まとまりもしない評論を読んでは、無暗に感激して赤線を引きまわしたり、トルストイが何といった、ベートーヴェンが何といったなど、片言ばかり書き集めて、あやしげな芸術の仮面を作りあげて、それで醜い自分のことをかくして、父にはむかったり、友を嗤笑したり、ああ腐った社会だのと悲憤したのだ。

「文学をやったからとて、必ずしも真の詩人にはなれない」と、赤インキはマグネットのように私を吸いつけ、そして首肯させる。弱い弱い俺は、もう俺の信じている道へ進めないのか。

「文学もこれを売らなければならない時、商人よりも卑しく、放縦なるわがままを書く時、狂人よりも危険である。」

仮面をはがれた私の心は、醜いかと思ったら、かえって美しい心だった。その日、親と子の心は千里も離れていながら、ピッタリと合ったのである。仮面の取れた私の心は、やっぱり静かに神に礼拝していた。神の命ずるがままに、親に何らの譲歩も求めず、ただ歓喜して、親の愛に浴していよう。商人という外形の人間になるとも、永遠に私の心は、美しい芸術に向かって、枝や葉を伸ばしている。花が咲くか、実がなるか。そうだ。それは、私の知ったことではない。神の知り給うことなのだ。ああ神は讃《ほ》むべきかな。永い永い偽りと高慢と愚昧との霧は、静かに、ちょうど今朝の未明のように、神の愛の光によって、消えていった。似而非《えせ》芸術の偽瞞と、愚昧の苦悩とは、今ようやく終りを告げて、美しい心は、再び芽を吹き出した。この二十歳の淋しい秋を永遠に忘れまい。ああ神は讃むべきかな。静かな眠りに入る。

凡人の自覚

十三日　先生は、おまえの価値はこのくらいだと一言もいわずに、私に私の価値を知らせて下さった。――何らの失望も伴わずに――私は英雄でも豪傑でもなかった。純な弱い子供だったのだ。人生があって、芸術があるのだから、いかほど芸術を追い廻しても、人生に落伍したら何になろう。人生は愛によって、はじめて存在するのだ。愛は親を愛することから始まる。父母へ手紙を書かずにいられなくなって、長い長い手紙を書いた。優しい父母と、手を取り合って新しい望みに向かって進むのである。私は、あなたの望まれる通り、商業学を修めます。私達は再び幸福になるでしょう。病はすっかり治りました、と書いた。父よ、ここまで漕ぎつけるには、どんなに苦しんだことだったでしょう。先生は静かに、私をここまで連れてきて下さったのです。神も私の心が柔順になったのを喜んで、私達に限りない恵みを下さるのでしょう。親と子が心から愛し合うより、美しいこと、幸福なことはないのです。父は今夜きっと、私の夢を見るに違いない。

対人恐怖症などは、恐ろしくも何ともない。気にならない。私には、父と母とがある。私には師がある。祖父母があり、兄弟がある。私は堪らなく、この人達が恋しい。この人達も、皆私を愛してくれる。

私は、意志が弱くて親のいうままになったのではない。私が親に反して、無理に文科へ行った時の苦悩と妥協して、商科へ行くのではない。何といってよいかわからない。要するに仮面が取れて、親に対する愛の方が、芸術を憧憬するよりも強いからである。

十四日　私の隣室へ、客が一人来た。四十四、五に見える丈の低い青白い顔の男だ。丸い猫背や団栗眼《どんぐりまなこ》を見ると、病気があるに違いない。午後になったら、熱でも出たらしく、苦しがっていた。ゴホンゴホンと咳をする。夜、前田へ行ったら、主人が驚いて「弱った奴がきた」といった。そして肺病患者ということにした。私は何とも思わなかったが、彼は大変心配して、伝染しては大変だ。話をしてはいけない。食物を貰ってはならない。その人が湯に入ったら、けっして湯に入ってはいけない。構わず、一番先へ入ってしまえ。同じ洗面器では危険だから、毎朝そっと知れないように、私のところへ洗いに来いなどと仰山な注意をしてくれた。そして肺病患者の例を引いて、恐ろしいことばかり話してくれた。私も薄気味悪くなった。夜遅く帰ったら、隣室から寝息が聴こえる。恐ろしくなった。あの団栗眼の青白い顔の上に、死神がじっとかがんでいるのではなかろうか。私の母は肺病で死んだのだから、私にも遺伝がありはしまいか。そしてあの男の肺を洗った空気が、欄間から、私の室へ流れ込むだろう。小きざみに息を吸えば、大丈夫だろう。そのうちに胸が苦しくなってきたから、あわてて床へもぐり込んだ。隣室の男の顔を想い出した。声をあげて、神に祈りを上げた。が、なかなかに眠られない。前田さんがあんなことをいわなければ、私もこんなに恐ろしくなりはしなかったろうに。

父から、英語の練習にとて、英字新聞を送ってきたから、午後の暇に読んだ。

十五日　隣室の仮定の肺病患者の使った洗面器は危険だから、前田へ顔を洗いに行った。中村屋へ帰って、朝飯を炊いた。早く帰京して、婆さんの支度してくれる、温い飯を食いたいものだ。二十三日に弟が来るそうだが、それまで待つのが厭になった。下痢が始まった。隣人も下痢をした。オヤオヤと思った。午後の曇った畑で、お鶴と主人とが、ねぎに肥料をやっていた。ねぎの緑が、気持ちの悪い色だった。生垣の向こうを白豚が通った。かみさんと子供と二人で、鞭で打ったり、芋を見せたりして、愚かな肥えた動物を連れて行った。豚はなかなか歩かない。主人は、突然こんなことをいった。「良い馬だって、歩かなければ一丁だって行けません。あんな豚だって一生懸命になれば、次の村まで行けるんです。」やがて愚鈍な獣は、村角を曲った。「だけれど前田さん、豚は誰かがひっぱたいたり、押したり、芋で釣らなくては、一間も進めないんです。」私も何だか、自分が豚のような気がした。晩飯は食わずに、旧約全書を読んだ。

十六日　昨夜、食わなかったから、腹が減ってたまらない。そしてなかなか水が冷たい。飯を炊くのが厭になったから、前田へ行って馳走になった。

赤面恐怖消ゆ

十七日　胃の工合が悪かったが、今朝は下痢になった。構わず、アスパラガスの畑へ仕事にいった。地中に深くもぐっている株を掘り取るのは、かなりの仕事である。下痢をしたが、別に身体が疲れもしない。飯も普通に食った。婆さんとお鶴と私と、三人で仕事をした。二人は××の妻君の批評を始めた。一々例を挙げて、妻君は薄のろで、怒りっぽいのは、村で評判である。吝《けち》で朝寝で、マア人望という点から見ては、ほとんど零であるそうだ。私も一緒になって笑った。

日記をつける暇がない。起きてから寝るまで、働き通しである。ブラブラしていると、気持ちが悪い。もう帰京も近日中だ。赤面恐怖ということはほとんど考えつかない。

十八日　昨夜、下痢をして起きた。朝早く起きて、前田へ麦蒔きに行った。雪のように、霜が降った。なかなか寒い。太陽がまだ畑へ光を投げないうちから、畑を耕した。日傭《ひやとい》の婆さんが手が痛いというから、見たら、手のひらの皺という皺が古い鰐皮のように割れて、中から紅い肉がのぞいている。北風が、それにしみるのである。気の毒でならなかった。毛孔から油の出るほど美味いものを食って、遊んでいる人間があると思うと、こんな百姓女もある。なぜだかわからないが、この婆さんのように、虐げられて生きているものの方が、真の人間らしく思われる。私は半分、道楽同様に働いているが、この婆さんは、死ぬために働いているようだ。閣下、殿様で悠々として生きている人間も偉かろう。しかしこの婆さんは、人類のどれだけの力であるか。彼女自身も知らず、世の中の人も知らない。生れてから、この村十里外へ出たこともなく、春が来れば麦を刈り、夏が来れば田の草をむしり、秋は米を取って、都へ送り出す手伝いをして、一生人類に捧げた功労を、誰もねぎらうものもなく、死んでいくのだ。

麦蒔きが始まった。私は肥料がかりであった。手についても、別に穢いと思わなかった。下痢がまだつづいているから、体はヘトヘトに疲れた。疲れることと苦しむこととは、神様の下さったうちで、一番有難いものに違いない。また××の妻君の悪口が始まった。私は亡恩者ということを思い出して、口をきかなかった。

夕方、鍬をかついで、野道を帰った。枯木のような婆さんの後ろ姿を見ると、悲しくなる。神には不公平はないはずだ。「お前は、一生を食うことに費さなければならない。病気になって死ぬ前の日まで、土を打っておれよ」と、神は不幸を、この人にくれたのだ。夏の炎天と冬の氷とは、確かに苦痛だろう。しかし神だって、この婆さんに、幸福はくれるはずだ。疲労と空腹と放心とが、何より幸福であろう。ある者は、怠惰と満腹と貪婪とを幸福だと思って、喜んでいるだろう。人生は、疲れる、苦しむことである。それ以外に、何ものでもないだろう。疲労と苦悩とが真の幸福である。

［疲労と苦痛とを苦労としないものが、幸福である。］

私は今朝、婆さんが痛いといって見せてくれた、土だらけの手のひらとそれをのぞきこんだ私の姿とを忘れることはできない。友人の一人が、学校をやめて実業につくとき、手紙をくれた。その中に「人生とは、ただ働くものだ」と書いてあった。事実にぶっつかった時、人は真理を吐く。机の上ででっち上げた真理は厭である。大きな声で、真理だ、芸術だ、宗教だと、騒ぎたてる必要はない。神はこの婆さんのように、働く人、黙って神を礼拝する平凡人を、最も愛し給うであろう。私は婆さんの丸い背を見ながら「平凡人の誇り」をつくづくと感じた。私も平凡人になりおおせたいものである。

十九日　朝は、相変わらず寒い。昨夜も下痢で起きたから、体はひどく疲れている。便は、水のようになった。減食して、麦畑を耕しに出た。一鍬打ち込むのも難儀であるが、せっかく今日で麦蒔きも終るのだから、我慢をして働いた。前田さんも、たって午後は休めというから、家に帰って寝た。彩塵が実に鮮明である。神経も過敏である。これだけ疲れたのだから当り前である。

時々赤くなったが、何ともなかった。身体も、これだけ強くなれば、申し分はなかろう。

先生のご指導によりまして、やっと、これまで漕ぎつけました。私は文学を捨てて、商業学に向かうつもりであります。父母や祖父母は、どんなに喜ぶことでしょう。私は商人になることが淋しくあります。あの婆さんのように、平凡に働いて、死ぬつもりです。しかも私は、けっして神を一日でも捨てません。無理に芸術を、例の似而非芸術を崇拝はしません。

〔婆さんは、人生の模型です。最も単純に還元された標本です。平凡というのは、奇警突飛でないということです。しかもこの模型の中に、大人生を収めています。「一寸の虫にも、五分の魂」というのと同じ意味です。婆さんにも、愛もあります。苦痛もあります。お萩の餅をこしらえ、人にご馳走して、自慢もしましょう。孫に綺麗な衣服を着せてやりたいのでしょう。時々は神の名を呼ぶこともありましょう。もし婆さんに五分の魂がなかったら、死ぬために働いているような有様にはなりません。養育院の厄介物になります。婆さんは、自ら知らず識らず、人類のために尽くしています。人類の指導者であります。婆さんの「自慢」は、君の対人恐怖です。婆さんの「孫に美衣」は、君の芸術であります。人前で赤くならなければなりません。客観的な婆さんと、主観的な婆さんとは全く違います。学ぶところは、獲得すべきものは、外観平凡に見える婆さんの主観であります。苦痛を苦痛とも思わず、努力しなければならないと奮闘するでもなく、何とも思わず、婆さんそのものが、努力そのものであります。理屈ではない。事実である。このようである時、君の対人恐怖は今や念頭を去り、君の芸術心の発動は君の商業、君の人生の上に現われて、婆さんのひび割れの底の紅い肉が深い印象を君に与えたように、社会の人類を済度《さいど》せずにはいられません。これが真の芸術であります。」

房州へ来てから、どれだけ頭が良くなったか、私にはわかりません。

［婆さんはどれだけ人生に尽くしているかを知りません。］

一カ月半ほどの田園生活で得たのは、ただ、この日記一冊に過ぎません。

［婆さんの人生に獲得したものは、その鰐皮のように割れた手に過ぎません。］

この数日で帰京しますが、私は何ものをも得なかったようです。神経質が全快したとは思われませんが、別に悲しくも心配でもありません。

［これが全快です。何ものをも得なかったのが大きな賜であります。もし君が予期した通り、人前で顔が赤くならないようになったならば、それは無恥堕落の人となり終りましょう。もし君がある芸術心を満足したならば、それは玩具の人形のようになったでもありましょう。何ものをも得なかったために、君は大きな力を得ました。それは君も知りません。ただ、君の将来に、大きな豊富な人生が開けました。ただ神が知っています。ああ神は讃むべきかな。」

＊

翌年、三月はじめの彼の手紙には、「私は毎日、上野の図書館へ行きます。赤くなるが、先生の『堪えよ、突入せよ』をモットーとして、赤くなろうが、青くなろうが堪えます。今では恐怖はしません。終日勉強しますが、注意が心地よく集注してくれます。知らずに一頁を読むということは、一度もありません。今気がついたくらいです。帰る途でも、自分には何か、良い素質があるんだ、と自信を着々摑みかかります。いたずらに叫びを上げたり、大地を叩きつけても、けっして大きな人間ではないと思います。黙って笑いながら人々の間に隠れていても、大きな人間になれると思います。……芸術家を熱望するものが、商科に入るのは、別に矛盾したことではありません。この考えを摑むにいたったのは、全く先生のご助言によるところが多いのであります。……学校が始まった時を想像すると、不安になります。今日も電車で、隣へ美しい方に坐られた時、心臓は馬に乗ったように、ドッドッと跳ね上りました。堪えます。この苦痛に堪え抜ければ、どんな艱難だって怖くはない、と勇気がついてきました。……」とあった。

患者は、三月末には、商科大学に上成績で入学した。

同年十月の彼の手紙には「……一学期は、かなり幸福に学校へ行きました。成績は、全科目が皆、甲になりました。……ところが、今月のはじめに胃を悪くし、学校を一週間も休み、一貫目(三・七五キログラム)も減りました。さらに感冒で、ひどく発熱しました。その後つづいて頭が痛く、神経は一層過敏で、例の赤面恐怖が、また頭を上げてきました。赤くなることは、あるいは再発かも知れません。しかし私は去年以来、じっと耐えて、嵐の通り過ぎるのを待つことを知りました。去年では、電車、劇場、学校、会合などを考えると、頼りない戦慄が頭をかすめました。今はそれが全然ありません。去年と今とでは、心の置場が、まるで変わってしまいました。

……」

その人を治す

読者は、この例によって、いかなるところに着眼されるであろう。病は、何のために治すか。目的がなければならぬ。すなわち薬なり、催眠術なりを用いるにしても、たんにその容体を治すのみでなく、その人を治さなければならない。ここに人生観というものがなければならない。この例についても、教育にも、宗教にも、大きな人生問題にも、触れるところがある。特にこの例において、読者の疑問とされるところは、この患者に対して、なにゆえに芸術の方面に発展させる方法を採らないか、ということであろうと思う。もとよりこれは神経質という診断のもとに、私の意見に従うところであるが、私はもとより浅学で、修養のないものである。願わくば世の教育家、宗教家、その他人生問題に対して有識の方々は、幸にこのような実例について、抽象的でなく実際的に、私の蒙を啓き、示教の労をとられることを、希望する。

3　治りにくくとも、つまりは治る赤面恐怖

泉のごとく湧き出る喜び

本例は、十八歳、農家の娘、高等女学校卒業。成績は上等である。

昭和六年の十二月に入院して、在院日数三カ月十二日。ようやく全治退院することができた。

昭和七年三月に退院して、一カ月の後によこした全治の喜びの手紙は、次のものである。

＊

春も過ぎようとしております。先生はいかがお過ごし遊ばされますか。お坊っちゃんのその後のご容態はいかがでしょう。ご案じ申しております。私に対して、入院中、親にもまさるご親切

など指導を賜わりましたことは、一生私の忘れられないことでございます。退院いたしまして、もはや一カ月近くなります。退院して二日ばかりは、家の整理で、瞬く間に過ぎてしまいました。

三日目には、対人恐怖の私が、お友達とお花見に出かけ、何ともいえない気安さでございました。あたりの風景に心をひかれ、丸一日をすっかり遊び通しました。それから、ずっと毎日のように、父と二人で、畠に出かけております。

以前は、野良仕事が嫌いで堪らず、何とか彼とか口実をこしらえては逃げ、不平ばかり言っては父母から小言をいわれていたのですが、今では、すぐ仕度《したく》も整え、先に立って出かけます。畠の仕事も、以前は全くお使いの気分でやっていたので、工夫などはてんで浮かばず、したがって興味などの出るはずがありません。今は一日の野良仕事も、あまり長いとも思わず、疲れて帰る時の心持ちは何ともいえません。疲れて帰っても、ゆっくり休むなどという気持ちにはなれません。すぐに夕べの仕度に取りかかります。これも以前のような、いい加減なやりっぱなしではなく、次から次へとずんずんきまりをつけて、上手にまとめていけるようになりました。

私は、何事に当っても、以前と全く違っている自分に気づき、ほんとに嬉しいのでございます。誰に話してもわからない喜びでございます。両親も喜んでくれます。

一昨日は、親戚で全快祝をしてくれましたので、久し振りでお客に行って参りました。

退院後すぐの日記には、「私は、どんな仕事でもできるようになりたい。またやるつもりである」と書いております。退院後、物事にぶつかるごとに、先生の教えがはっきりと、またぴったりとわかって参ります。一つ一つが、そうか、そうかでございます。（後略）

恥かしがりやのままに生きる

次に、四カ月の後、同年七月の手紙。

＊

（前略）私事、その後ますます元気にて、日々感謝しつつ暮らしております。私はこの頃、心の底より泉のごとく湧き出づる喜びに浸っております。私は近頃、先生のご教訓が皆真であって、何ともいわれぬ有難味のあることを、つくづく実感することができました。私は自分本来の自然ということが、どんなに尊い真実のものであるかに、ようやく感づきました。この自然のままに生きて行く時、誰しも皆、それぞれの長所は発揮されるものと思います。ある人は笑って、ある人は泣いて、小胆者も大胆者も、皆そのあるがままに生きていくことは、涙ぐましいほど尊いことではあるまいかなどと、思うようになりました。私は今では取りつくろったり、見せかけたりすることは、一切よすことに努めております。小胆者のままに、恥かしがりやのままに生きていくことに決めました。

前には、家のうちにのみ坐っていて、いろいろと自分の欲望に対して、その苦痛の大きなことを予想し、どうにも堪えられないと思って悲観していたものが、今はその当然の苦痛の海に飛び込むようになりました。そして苦痛を逃れようとし、否定しようとしていた昔に比べて、どんなにこれが易々《いい》楽々たるものであるか、ということを知りました。そしてまた、それがいかに真実なる尊いものであるかを、つくづく感じます。これに反して、思想の矛盾によってこしらえたものが、いかに空虚な寂しい荒《すさ》みきったものであるかも知りました。私は今でも、悲しい時には悲しいながら、淋しい時には淋しいながら、その日その日のなすべきことをしております。そして小胆者になりきって仕事をします。

人は皆、私の小胆者の恥かしがりやを見ぬき、ありのままの私が人々の心に刻まれるでありましょう。私もまた、自分が小胆者であると、真の自己を自覚します。そこにはもう、少しの見せかけや虚偽はありません。私はこの頃、何となく真面目な気がして、何をするにもおろそかにできないように感じ、本当の人間の心が甦ってきたような気がいたします。そして自由に働き、自由に生きております。私の前途には、希望の光明が輝いております。

振り返って見れば、何という大きな心の変化でありましょう。苦痛の淵に足をかけては、憶病にも引っ込んで悲観し、これを逃れようとしてはますます苦しみ、喧嘩腰となり、勝とうとしてはますます弱く卑怯となり、人を羨み世を呪い、ひねくれた根性となって、ほとんど一生を台なしにしてしまうところを先生に救い出され、思いがけなくも、地獄の苦しみより天国の楽しみに、虚偽の生活より真実の人へと、お導き下された神様のような先生へ、私は改めて厚くお礼を申し上げます。（後略）

天国の安楽

十九歳の娘とは思われぬほどの立派な文章である。これによっても、実際の体験から出たものは名文もできるし、虚構のものでは本当のものができないということがわかる。

しかしこれも、一般の人、もしくは対人恐怖のまだ治らない人には、ただ漠然と本人の喜んでいる有様が推測されるに止まり、あるいはわざとらしく作った文章のように思われるであろう。

「あるがままに生きていくことは、涙ぐましいほど尊いこと」というのは、「一寸の蟲にも五分の魂」で、いかに賤しき人の末までも、必ず生の努力がある、ということが、誠に涙ぐましいことでなくてはならない。

「ありのままの私が、人々の心に刻まれるでありましょう」、自分の劣等ということが人々にすっかり見すかされるということは、人情の堪えがたき苦しさである。これを赤裸々に、思いきって自分を打ち出すということの気分が、この「刻まれる」という言葉のうちに表わされているかと察せられる。これは体験なくては、けっして出ない表現かと思われる。自分が悪人であり、罪人であるということは、ただ自分で考えるだけでも、いかに淋しい浅ましいことであろう。しかしながら、それは小人であり、凡人であり、悟らない人間のことであって、親鸞は、自分をこのように明らかに自認した。そこにはじめて大きな自信があり、天国があるのである。

この娘さんは、いかに可愛らしくも、けなげにも、思いきって自己の「あるがまま」を人前になげ出したのである。そこにはじめて、天国の安楽を体験し、歓喜し、対人恐怖が全治し、こんな立派な文章が発露するようになったのである。

しかしこれでも、入院中はいかに、しばしば泣かされたことであったろう。

対人恐怖は敬意に乏しい

本人は、発病以来、二年半ばかりになる。高等女学校三年の夏頃から、一室に閉居し、食事に呼ばれても、なかなか自室を出ないようになった。その後久しく学校を休学したが、先生らの勧めにより、ようやく出校して、卒業だけはすることができた。その間、脳神経衰弱といわれて、医療はもとより、祈禱により物憑《ものつき》の障りを払おうとしたり、灸治《きゅうじ》などをもやったけれども、もちろん治らない。私の著書を読んで、ようやく私の診察を受けるようになった。それが昭和六年の十二月であった。

その前に、同年四月、自分の病状を手紙で問い合わせてきたことがある。その文章はいたずらに冗長で、これが対人恐怖の特徴とはいいながら、不真面目な表現が多く、敬意に乏しいので、私は端書一本の簡単な返事で済ませ、私の念頭に置いていなかったのである。その手紙を抄出すれば、次のようである。

「……私事、この二年あまりいろいろな強迫観念に悩まされ、女学校はどうにか卒業し、種々な療治をいたしましたが、いつもあまり効なく悲観しております。私の最も苦痛な強迫観念で、これだけは、どうしても諦めることのできないのは、どうしても人と顔を合わすことができない。自分の顔が変になって、どうにも人に、顔を見せられないことです。

『私、変な顔をするでしょう。』

『変な顔って、どんな？』

『どんなッて、見られないような。』

『何いッているの？　この頃馬鹿に沈んでいると思ったら……何か心配でもあるの……？』

『私、もう学校を退学するわ……お父ッさんには、まだ何もいッてはいけないけれど……ほんとに、もう、こんなになッては仕方がないわ。』

『ちょっとも何ともないよ。変な顔なんて、誰にでも聞いてごらん。しようがないねえ。退学なんかできるものか。』

『馬鹿いッていらあ。どりゃ、変な顔をしてごらん。さあ姉さんにお見せ。』

二人の姉がそういっても信用できず、とうとう中途で退学いたしました。いろいろ説き聞かされ、思いきって再入学いたしました。入学すると、ますます顔が変になる。相手の顔も変になる。次第次第に増してくる。目が自然に泣けてくるようで、笑っても、いやな笑い方になる。

　廊下で行き会う下級生も、向こうの方から、変な顔になって、私を恐れるようで、うつむいたり横を向いたり、困ったようなふうで、気の毒で仕方がない。同じクラスの人達も、すれちがう下級生の顔を見て、きっと不審に思い、嫌な感情を持たなければならないであろう。

　また授業中に、教壇に立つ先生の顔が変になる。生徒は気の毒になって、うつむいてしまう。先生の顔が、変になって真赤になる。ああ私のために、学校中、皆んな嫌な目にあわなければならない。そう思って私は、恐怖と苦痛とで、身も世もあらぬ心地、全く前後わからないようになってしまう。

『あなた、どうかしたの？　顔が青いよ。』

とお友達に問われても、恐怖のため、喉がつまって、ものがいえない。ああ、あんまりひどい。何の因果か知らないが、あんまりひどい。神様の膝にでもすがって、思う存分に泣いてみたい。

　お父さんでもお母さんでも、私の顔を、少しも変でない、と言いながら、皆んなと同じ通り、私と顔を会わす時は、いつも横を向いたり、視線をそらしたりするじゃないか。

　私は廊下で先生に行き会うのが、ほんとにこわく、あッ先生だ、と思うと、もう硬くなってしまい、パッと相が変わってしまって、先生の顔を正視することができず、うつむいても悪いようで、いつも変なふうになるのが常でした。それで、先生も横を向いたり、授業中でも、何となく私一人、先生からのけ者にされているようで、全くみじめなものであります。

お寺へ行っても、高座の説教師が、また自分に対して先生のようになりはしないかと心配し、説教もろくに耳に入らず、視線が自分の方に向くと、もう硬くなって、変てこになってしまう。

親と話をする時も心配でならず、道を歩いても、通行人と平気で顔を合わすこともできず、お友達とも、皆んなできないようになりました。先生、どうかこの哀れな私に、治療法をお教え下さいませ。

この二十日ばかり、毎日図書館に行って、『神経衰弱及強迫観念の根治法』『神経質及神経衰弱の療法』その他変態心理など読んで、ほぼ自分の病気もわかったようです。しかし、私のような患者の実例はないようです。私は、どういうふうに心を持ったらいいでしょう。

それから、皆のいう通り、私の顔も相手の顔も、実際に変にはならないでしょうか。錯覚とでもいうものでしょうか。先生、どうかこの哀れな私をお助け下さいませ。」

両親が療法を信じない

ついに、昭和六年十二月、私の診察を受けに来た。

思ったよりもかしこそうな顔つきで、応対も割合にハキハキしていたから、入院を許すことにしたのである。

入院したところが、その後、成績が面白くない。本人が国を発《た》つ時、両親は私の治療を受けることに不賛成であったのを、本人から強いて歎願して、ようやく二十日間の承諾を得てきたとのことである。

二十日を過ぎても、なかなか治りそうな傾向が見えない。父親からは、費用がないから早く帰るように、という端書がたびたび来る。

本人はどこまでも私を信頼しているのに、両親が私の療法を疑っている。何とかしてこの両親に、本人の全治したところを見せつけてやりたい、というのが、私の行きがかりの意気地になってきた。

その後、ついに、私の女中ということにして、私の傍に置いて働かせることにした。本人は、いつまでも自分の病を治したいという捉われから離れることができず、入院という気分が取れず、女中という境涯になりきることができなかったが、ようやく三カ月近くもたって後に、次第に、女中という心持ちになってくるとともに、全治に向かったのである。

負けおしみは、勝ちたがりになればよい

雑誌「神経質」第一巻第三・四・五号に、「入院患者の日記」のうちに森さんとあるのが患者のことで、常に私の説得の引合いに出されているのである。

本人の日記が、起床第五十一日までの分が、残念ながら紛失している。本人の治療経過について、その後の日記から、少し書き抜いてみようと思う。

＊

第五十一日　この頃何だか、心がせき立てられて、それでいて、仕事は少しもはかどらない。花さんらの、ずんずん何の屈託もなくするところを見ると、自分のできないのが、じれったくいらいらして、くやしく感ぜざるを得ない。

［これは負けおしみである。こんなふうでは、いつまでも、けっして進歩はできない。羨みが増長すると、そねみになり、妬《ねた》みになる。そねみということは、人を落として自分がえらくなりたい、という気持ちで、自分が勉強して進歩しようとする工夫をなくするものである。

こんな心掛けをするよりは、まず自分は低能であり、痴鈍なものである、と極《き》めてかからなければならない。そうすれば、自分の気持ちは、ただ人の良いところを見習い、自分のやり方を絶

えず工夫するようになり、人の善いところを見るほど、うれしく有難くなるものである。世に智識のすぐれた人は皆、常に自分は無智であると思い込んで、絶えず智識を欲ばり、取り込む人であり、世の富豪は、いつもいつも、自分は金が足りない、と考えている人である。人を蹴落として、自分が金持ちぶろうとする人は、常に外見《みえ》ばかりを張って、いつまでも貧乏で終る人である。」

［読者に――この花さんという女中は、実は最も働きの鈍いもので、この患者よりは、ずっと劣っていたものである。］

第五十三日　私は、どうしても、ますます負けおしみの気持ちが取れません。細かいことにも、負けおしみが執着して、どうしてよいかわかりません。先生は、我を張ってはいけない、とおっしゃいますが、私はどうして、我が強いのでしょうか。私は負けおしみの気持ちがなくなりたいのですが、どうしても、それができないような気がします。

［大いによし。このままにてよし。これからはじめて、治り始めるのである。自分は負けおしみである。これをどうしても取り去ることができない、と明らかに自分の本心を認めたこと、これを自覚というのである。このように自分の本心を赤裸々に、僕にもその他の人々にも打ち明けることを告白といい、捨て身といい、さてはこれを懺悔とも申すのである。お互いにわれわれ人間は、皆負けおしみであり、無智、貧乏がいやであり、病や死やは恐ろしいものである。

負けおしみは、すなわち勝ちたがりということである。日々に勝つ工夫と、修養とを積みさえすればよい。人間は、貧乏でも構わない、負けても平気である、ということになれば、これをズボラのならず者と称する。われわれは、ますます負けおしみの心を発揮していかなければならないのである。」

自分が意地っ張りということがわかるようになった

第五十五日　先生から、水さしを持って行くように命ぜられた。その時に、炭入れに炭がなくなっているのが目について、これをいっしょに持って行こうとすると、先生から讃《ほ》められた。どんなに嬉しかったことだろう。

第六十四日　先生の診察をお聴きする。後、茶の間で、私ども三人で、先生のお話を承る。ご熱心な先生の一句一句は、今はつくづく有難く感じられる。意地っ張りで、強情な自分であることを、先生からお聴きして、はじめて、なるほどとうなずかれる。また皆さんの日記を拝見しても、よくわかるようになった。

第六十六日　今朝の先生のお話は、自分の現在にピッタリとあてはまり、どうして、こんなに人の心の底まで見ぬく不思議な力があるかと思って、先生にお任せすることが、非常に力強く感じられると同時に、そうした先生が、こわいような気がした。そのうちには、こんなお話もあった。

「多くの人は、人に好かれたい欲望のために、その人のためになるかならないか、することそのことについては、深くも考える暇もなく、いたずらに気を利かそうとするために、かえって『気が利いて間が抜ける』のである。人に好かれるためには、まず利己をやめ、我を捨ててかからなければならない。はじめのうちは、気が利かなくて、叱られたり、笑われたり、随分苦しい思いをしなくてはならないが、そこをジッとがまんして、ただその人のために、便利と有効とを考えて工夫していけば、必ず人に好かれるようになり、人間の真心というものの有難さも、わかってくるのである。」

第六十八日　今まで私は、まず第一にこの病気を治しておいて、それから仕事にかかろうとして、いたずらに病気にのみ執着し、全く廃人のようになっていた。今では、そうした自分本位はやめて、病気は病気として、苦しいままに、事実の方に心が傾いて参り、仕事をしたい、という自分の欲望のままに進んでいく、という気持ちになったのは、全く先生の偉大な力の賜である。

第七十日　夜、先生、奥様、やすえさんと、私と四人で外出する。先生と一緒だと思うと、ぐっと胸がつまって、きまりが悪いような、嬉しいような気がした。桃の節句も近づいて、人形屋で心が引かされる。やすえさんと二人で、先生から可愛い人形を買っていただいた。夜業が済んで後に、嬉しくて、こっそりと開けて見た。

気持ちは気持ち、仕事は仕事、別々である

第八十一日　この頃私は、仕事をするのが愉快で、嬉しくてならない。何の仕事にも工夫ができ、興味が湧いて、仕事そのものになりきるようになった。

　今までは、一つ仕事をするのに、まず第一に頭をかすめてゆく考えは、「やり損なって、また、人に笑われはしないか、叱られはしないか」と思い、いつも手を出すことが億劫で、引込思案ばかりしていたのである。けれども今日では、この仕事はどうすればよいか、どうすれば早くできるか、おかずならば、これを美味くこしらえようとか考えるようになり、どんな仕事でも、手を出して働いているうちに、本当に仕事の味というものがわかってきたような気がする。こうして考えてみると、今までの私は、丸木橋を渡るのに、危なげな震える自分の足元ばかりに注意を集注していたのが、この頃、はじめて向こう岸を見つめるようになり、これからボツボツ、気持ちよく渡りつつあるのである。

第八十三日　今日は久し振りの天気で、心までがうららかになり、私が神経衰弱にかかって以来、はじめてこんな心地良い気持ちを味わった。

　今日は、坊ちゃんのお料理、じゃが芋料理、キャベツ巻、卵の月見焼など、はじめてさせていただいた。この頃私は、何でも手を出して、やってみたくてならない。また仕事が細かに見える

ようになり、掃除をするにも、今まで見えなかった細かいところの埃が見え出してきた。

この頃、私は気持ちと仕事とが、別々になっていることを知った。今までは、少しでも不愉快なことがあれば、もう全く自分に捉われて、いくら仕事が迫っていても、これをする気にはならなかった。今では、いくら嫌な気持ちがしても、気持ちは気持ちで別々に、仕事は仕事の方に、よく注意が集注するようになり、本当に愉快で、嬉しくてならない。お午頃、八百屋に使いに行き、ついでにオカラも買ってきた。また木村屋へ、坊ちゃんのパンを買いに行き、元気に満ちて帰ってくる。

父母兄姉の喜ぶ顔が見たい

第八十六日　姉から来た先生への手紙を読んだ。姉の心尽くしが、全く有難くなった。今までは、姉からの親切な慰めの手紙でも、当り前のように思い、自分がこんなに苦しいのに暢気《のんき》なことをいうとか、不平をいったりじれたりして、ひねくれていた。けれども、今度の手紙で、姉がどんなに自分のことを心配し、心尽くしをしていてくれたかがよくわかり、感謝せずにはいられなくなった。こうして親切にしてくれるのも、姉ばかりでなく、周囲の人、皆であると思えるようになった。それに比べて、私は全くわがままの困りものの、利己者であったのである。

第九十日（三月二十六日）　九時頃、親戚から迎えが来て出かけた。はじめて行った親戚のこととて、はらはらしていたが、予期したほどの心配はなかった。しばらく話をして、上野公園に遊んだ。

私は今日はじめて、自分が以前とすっかり変わっていることを知った。何と心よいことであろう。今まで自分が、病気のことばかり苦にして、何もしなかったことが馬鹿らしく、無意義に過ごした月日が惜しまれてならない。今はただ、何を見ても考えても、皆知りたい、やりたい、なりたいの欲望が群がるように胸に一杯になる。私の心は、喜びに踊っている。

家に帰ったら、父や母、兄や姉の驚き喜ぶ顔が見たい。

こんなに良くなった自分を考えると、今さらながら、先生の偉大なる不可思議力に驚かざるを得ない。頭がおのずと厳《おごそ》かに下がるような気がする。

この頃は、対人恐怖は、不思議にすっかり治ってしまったようです。道を歩くのは平気です。電車に乗っても、大した恐怖心は出なくなった。でも他人と対坐し、面と向かいあって話をする時には、やはり時々、淋しい表情が現われるが、これは自分の持前であろうと思う。

［自分ばかりではない。やはり誰でも、同じこと。］

4　思いがけなく完全に治った重症の対人恐怖

およそ対人恐怖患者は、自ら気の小さい恥かしがりやであると称して、しかも無遠慮で、人の迷惑を意としないという特徴がある。治療に関して、問い合わせの手紙でも、はなはだ委《くわ》しい長いものが多く、稀には郵税不足などもあって、重い手紙が来れば、また対人恐怖か、と思うくらいのものである。

本例は、今までに見たもののうち、これらのことの最も著明なるものであった。

診察を受ける久しい前に、全部で七通の封書を送って来た。はなはだ大部のもので、用箋に活版のような細字で、既往歴が二十五枚、現在症が三十八枚、その他の日記の切抜きや雑記、注意書など七十枚で、総計百三十三枚である。

また七通のうちの二、三の封筒のうちには、患者のいわゆる警句集と称するもので、ボール紙、巻煙草の箱片、瀬戸引の板切れ、ハガキの切片、写真の裏、本の表紙、名刺、一、二寸ばかりの破った紙片などに、種々の符牒で書いたものを乱雑に入れたものもあって、一見、全く緊張病の濫書症を思わせるようなものまでも送ってきた。これを封書で、書留郵便で次々に送るから、郵税もかなりの金高になるのである。

手紙のうちには、たとえば、遺伝歴に関して、同胞の処に(1)男、(2)女、(3)男、(4)僕、(5)男、(6)男、(7)男、「横浜の母は、僕のことを長男といい、弟を次男といって、母と僕との話が矛盾することがありますから、ちょっと申しておきます」というふうに、こんな些細なことまでもゆるがせにしない、という徹底さである。現在、私がこれらのことを調べていることも、なかなかのもの好きでなければ、一朝一夕には、調べ尽くしがたいものである。

患者は二十五歳で、某大学の一年生である。

強迫観念の連続

既往歴

生後直ちに、父の兄の家《うち》に、養子となって育てられた。小学時代、家では暴れるが、外では恥かしがりやで「内弁慶」と綽名《しゃくめい》されていた。八歳の夏、養父が病気にて転任し、患者は、日曜にその養父を訪問することができるのみであった。家庭は、養母と弟と三人だけで、十一歳の頃から父母の間に不和が起こり、父母が会うごとに、争いが絶えなかった。養父との別居生活は、患者の十八歳の時、養父の死亡の時までつづき、患者は自ら、この間の家庭生活の不満から、自分の性格をより病的にした、と称している。しかしこれは、患者の神経質性格からの批判であるから、直ちにこれを患者のいうがままに承認することはできない。それは患者が一度全治した後には、患者のこの批判も、しばしば変わってしまうことがあるからである。

七歳の頃、麻疹にかかり、九歳の秋、腎臓炎にかかり、翌年四月まで休学。この頃から、毎週一回ずつ、必ず医者に健康診断を受け、学校を休んで、横浜から東京の医者へ通った。このことは十七歳（中学四年頃）まで、正確に継続した。それも一人では行けず、常に母に連れていってもらった。他人と話す時には泣き声になり、薬局で応対もできなかった。特にこれというほどの病気にかかったことはないが、冬は、常に風邪に侵され、家人からは、常に病弱者との折紙をつけられ、常に同一の医者にかかっていたが、その間、年中、服薬を欠かしたことはなかった。

このようなふうで、家庭と医者とが協力して、患者をして、ますます自ら虚弱者、劣等者と信じさせ、独立心なきものに育てあげたということは、想像にかたくないことであろう。けれど、一方から見れば、神経質の素質でないものは、このように柔順に、正確に、几帳面に、親や医者のいうことをきかず、必ず自ら独立心を発揮せずにいられるものではないのである。

八、九歳の頃からすでに物事を気にかけ、夜寝る時は、必ずハンケチを枕元に置き、枕は必ず寝床の中央に据え、指を拡げて両側の寸法を測り、枕が床の中央になければ、これが気になって、眠られなかった。

朝、学校へ行くのに、家の玄関を出る時、猿股の紐がゆるんでずってくるような気持ちがし、何回もこれをしめ直して、ついには非常に固くしめねば出かけることができなかった。これと同じく、着物の襟もゆるむような気がして、いつでも首をしめるくらいにかき合わせていなければ気がすまない。

その頃ある夜、海岸の父の家で泊った時、大きい海鳴がして、津波かも知れないと驚いたことがある。その後、海鳴の大きいたびに、数町ある海岸へ家人を見にやり、波がどの辺まで打ち寄せているか、ということを聞かなければ、心配でたまらない。夜眠る前には、床の中で必ず海岸の方に向かい、手を合わせて、海の神々に、津波を起こさないようにお願いした。この時、海は自分の寝る位置の、頭と右との方に面しているので、両方に一々向き直り、同じ度数だけ拝まなければならない。このようなことは、十二、三歳頃までもつづいた。

小学六年には、身体も健康になり、学校を一度も欠席せず、卒業成績は二番であった。この頃は非常に勉強して、中学の入学試験は、百二十人中三番であった。なおこの間も、医者の薬は相変わらず、飲みつづけていた。

一つのことが良いと思えば、驚くほどの根気をもって執着する。主治医からヨーグルトを勧められ、他の兄弟は皆いやがって飲まなかったけれども、自分は毎日欠かさず飲み、またオスゲンという薬も、十歳頃から十八歳まで、一日も欠かしたことがない。卵が脳に良いと聞き、十九歳から今まで、毎日二個ずつ必ず飲む。横浜にコレラがあった時は、いつも稀塩酸を飲み、タカヂアスターゼ、ラクトスターゼを用いた。

中学では、一人も友人がなかった。ことに苦痛であったのは、英語の発音を大声でやらせられることと唱歌、正課であったフットボールでは、歩くことが恥かしくて、ただ人の後をついて歩くだけであった。

中学二年になって、頭痛が烈しく、新聞等が読めず、眼科医の診察を受けて、遠視の眼鏡をかけた。十五、六歳頃、学校で先生が何か皮肉をいったりすると、自分のことをいわれるようです ぐ顔が赤くなった。常に人から視られているような感じが強くなり、頬が落ち込み、口が尖るような気がする。

すべてのことに、他人が自分より優れているように感じ、代数、物理など、すべて思考を要するものは少しも頭に入らず、少し考えると、目や額が痛くなる。

十九歳の九月から、時々不眠があり、多夢になった。あらゆる本を集めて、不眠症に対する研究をした。運動の不足と考えては、毎日、田舎の坂路三、四里を往復した。一日三、四回、乾燥摩擦をして、大きなタオルを一週間くらいですり切ってしまった。不眠はますます悪く、自分でカルモチンを服用した。また夢精が頻発するようになった。

某医から、三年間カルシウムを注射して、一貫目（七・五キログラム）、体重が増した人があると聞いて、同注射を学校を休んで隔日に四カ月ばかりつづけたが、何の効もなかった。

不眠がますます悪くなるので、カルモチン、アダリン、ヴェロナール等を用いた。またスペルミンの錠剤を服用した。

また貧血のためには、アルゼンブルトーゼ、キナブルトーゼ、肝油、ヴィタミンBなどを用いた。主治医の薬以外に、毎月二十円以上の薬を用いた。ちょっと傷を受けても、サロメチールやオゾンやデスゲンを用いる。これらは、学校へも持って行くことがある。

十九歳十二月から翌年の四月まで、感冒を恐れるために、一回も入浴せず、理髪することもできなかった。

二十歳三月頃、○浜氏に、性的神経衰弱の診断を受け、隔日に、静脈注射、ホルモンとストリキニーネの皮下注射、各一筒を受け、通学の傍ら毎日注射に通い、夏休中、午前と午後とに一回ずつ海水浴と日光浴とをなし、午後の四時頃、逗子から東京に注射を受けに通い、遅い時には、夜の十一時頃にようやく逗子に帰った。十一月頃、学校の試験勉強が忙しくなって一時中止するまで、根気よく注射がつづいた。（八カ月間、医者も患者も、その根気のよいことは驚くばかりであるが、その無智は憐れむべきである。）

この注射によって安心したためか、一時は不眠が良くなったが、その後再発した。また些細なことが、終日、長い時は一週間ばかりも、つづいて気にかかるようになり、またフロイトの精神分析で、飛行機の夢は性欲に関係がある、ということを知り、「飛行機、飛行機」と、独語をいうようになった。この頃、赤面症は、ただ赤くなるばかりでなく、顔全体から、脂汗がタラタラと出るようになった。

今年落第すれば、学校を除籍されることになったので、注射をやめたが、毎日、学校へ行くのに汗でビショビショになるので、学校に行くと、すぐ便所に入って、三枚着ているシャツの上と下とを着かえ、昼食の時に、再び汗になるから、またシャツを着かえるようにした。冬中はまた感冒を恐れるために、入浴と理髪とができない。

予科一年は、三度で、ようやく二年級になった。

五月から、再び○浜氏の注射を三カ月つづけた。注射のために、背部と腕とは、黒い斑紋が一面にできた。

その後さらに種々の症状が現われ、腰痛、不眠、耳鳴、手指の震え、独語、多汗、空妄（註――患者の作語で、性欲的空想のこと）、頭痛、感冒等に悩まされた。

感冒を恐れるために、毛糸のシャツと、メリヤスのシャツに、綿入とドテラとを着、咽喉部にはマスタロールという薬を塗り、咳が出ればすぐに吸入をし、なるべく日向におり、一週間二回くらい医者へ通うほかは、外気に当らぬようにした。主治医にカルシウム注射を勧められたけれども、その方はやめて、も一度、ホルモンの注射をすることにした。学校は、及第の見込みがないので、休学することにした。

二十二歳の十二月から、温灸を始めた。最初、今までの多汗がすっかり止まったので（冬のためとは気がつかない）ホルモンのことは忘れて、温灸に熱中するようになった。それで、朝飯を四杯食し、次に十時に、学校の食堂でパンを無理につめ込み、十二時に昼食をなし、すぐに温灸へ行き、帰りに三時頃、すし、七時頃に夕食、夜十時頃に飯三杯つめ込んだ。（胃の弱いものは、とてもできないこと。）

このようなことを、二十三歳の二月一杯、根気よくやったところが、腹は太鼓のようにはり、体重が二貫目くらい増した。この温灸で、感冒にかからず、毎日風呂に入ることができ、多汗がすっかり良くなった。しかし不眠や赤面症は治らず、女の声を聞いただけでも、汗がタラタラと出るようになった。

温灸の結果、便秘になり、ガスが胃にたまるようになり、二、三時間おきに咽頭へ綿棒をさしこんで、ゲーフといってガスを出すようにした。そのため、再び減食するようになり、温灸をやめた。食事を二度にしたので、再び前のように、非常に痩せた。

十一月頃から二十四歳の四月まで、再び温灸をつづけた。この頃、友人から禅のことを聞き、円覚寺へ行こうと考え、禅の本を多く読んだ。しかし寺では問答しなければならぬ、ということが気になり、それが強迫観念になって、試験の準備もできないようになった。寺へは行かずにしまった。

その年の七月、『神経衰弱及強迫観念の根治法』を再読して「あるがまま」ということに気がつき、禅のことは断念し、夏休中、割合にのんきで、不眠も治った。

そして、温灸以前に、身長五尺八寸（一七六センチメートル）、体重十四貫（五二・五キログラム）であったものが、十八貫（六七・五キログラム）になった。

また八月の半頃から、特に著書中の「あるがまま」ということが気になり、強迫観念になった。

現在症

1 赤面症。十四歳頃から、すべての人に対して現われ、十九歳頃から、特に女に会えば、赤面と同時に、顔から汗がポタリポタリと落ちるほど出る。話相手が未知の人で、教師であれば、腋の下から先に汗が出る。デパートメントに行けば、女店員から視線を集中されているようで、汗をかき通しである。七、八歳の女児にでも、汗が出る。

電車などで、女が隣にいるかと思って汗を出し、後でそれが男であったと知ることなどがある。

2 不眠。これは強迫観念のために起こり、十九歳からの不眠は、雑誌の記事からの暗示から起こった。現在は、不眠が時々起こり、多夢がある。

3 耳鳴。両耳にあって、ジーッという音、十九歳の秋頃から起こり、○浜注射で一時治っただけで、今日につづいている。人と話をやめた時、就寝時、思考時、読書時などに現われる。はなはだしい時は、電車の騒音中でも聴こえる。就寝時は、これが眠りの障碍になる。

4 傍の見えること。学校で、たとえば隣の人に小刀を貸せば、自分が前を向いていてもその人が見えて、気にかかって困る。これは二十歳頃から現われ、最も恐怖することは、車中で、女の顔が自分の方へ向いているように感じられ、またその人の着物の色が強く目について仕方がない。机に向かえば、傍の本が邪魔になり、これをのける。するとまた、鉛筆が邪魔になり、これをのける。次には、机の上のもの、すべてを片づけて、それで気がすまず、今片づけた本が気になり、本箱を直す。このようにして、少しも勉強ができない。

5 警句症。自分でつけた言葉で、標語もしくは符牒を書きつけて、自分の行いの戒めにする、という意味である。十六歳頃から始まり、「守戒」と小さな紙片に書きつけて、日夜これを見て、自ら警《いまし》めるのである。「戒を守れ」という意味である。

二十歳頃から、「ex止」と書いて、机の上にはりつけた。性的興奮《エキサイト》を止めようという意。空妄止とは、空想妄念を起こすな、という意味である。

人がスポーツをやれば、これを羨んで、自分もこれをやりたい欲望にかられては、まず自分を大胆にしてからとか、あるいは来年の春からとか考え、「スポ」と書きつけて、これを見、また自分はスポーツができぬから、自彊術《じきょうじゅつ》、ベネット（式運動法）、徒手体操から工夫して、「自体」と名づけて、これをやろうと念じた。

あるいは人が会話を練習しているところを見れば、自分もそれをやらねばならぬと考え、紙片なりノートなり、本の表紙なりに、このことを書きつけなければ気がすまない。

警句の種類は、修養に関することが多く、次には、身体を強くすること、社交に関すること等である。

二十四歳以後は、『根治法』のうちから抜いたことが多く、「あるがまま」、「さとる」、「人見るに非ず、ただ見らるる気するなり」とかいうことである。最近は毎日、二十くらいの警句を作らない日はない。

この警句を、ノートや雑誌等の切れはしに書いて、机上の籠の中に入れておけば、一学期の間には、これを原稿用紙に整理しても数十枚になる。試験前には、これを整理してから勉強にかかろうと考え、なかなか勉強ができない。

夜中、不意にこの警句が思い浮かぶと、これを書かずにいられず、飛び起きて机の前に行く。最近は必ず枕下に紙と鉛筆とをおいて、闇中でも書く。鉛筆のない時は爪の先で書き、外出の途中では、煙草の箱に書いたり、共同便所の中で書いたりする。またたとえば、東京で警句が起こり、何も書くものがない時には、これを暗記しながら、横浜まで急いで帰って書きとめる。入浴中の時は、風呂場の板へ水や石鹼や爪で書き、忘れないようにして、出て後、これを書きつける。もしこれを忘れると、いつまでも気になって、考え出さなければいられない。

警句の例を挙げてみれば、左のようである。

「成り行きに任すこと」、「その時のこと」、「気弱きまま」、「他人の感情、どうにもならぬ。思われておれ」（皆「あるがまま」ということの意）

「人に使われよ」（学校にて、家庭教師入用の広告を見て、自分も人に使われて見なければダメとの意）

「見る、当り前」（人の視線を恐怖するため、自分の眼がすごくなることを警めて、普通の人は互いに見合うことが当然である、との意）

「関係なき女性、赤くなる損なり」

「結局女一人なり」（自分の結婚する女は、一人であるから、関係ない女に赤面する必要なし、との意）

「目ある以上、見らるる当り前なり」

「自分、背高し」（自分は、背が高いので、女に見られるはずはなしとの意）

「女も人なり」（男も同じ人間なり、赤面する要なし、との意）

「見らるると思った時、見てみよ。見ておらぬ」

「汝《なんじ》進め。突破せよ。何となれば、汝男なればなり」

「電車内、見えるまま、目つぶらぬ。われ見ぬごとく、人も見るに非ず、視線狭し。関係なき女人なり」

「偉実」（偉い実業家になれの意）

「心うかして暗記。あせらず考える。原論ゆっくり」

「見ザル、読マザル守戒。生か死か」（性的刺戟となるものを読むな。性欲の戒を守れの意）

「語尾強ク、アイサツ、おばあさんニ話スヨウニ――イタダキマス。ハイトイウ。ゴ遠方恐レ入リマス」（これは兄の結婚の十日ばかり前から、苦心したことである）

「僕イワヌカラ不可《いけない》。ヤリマセンカ、サイコロ」（兄の所へ行き、あまり黙っていて、苦しかったので、今度来た時は、サイコロの遊びをやりませんかと、自分からいおうとの意。兄と対坐中、不意にこのことに気がつくと、便所の中でこのことを書きつける）

「大声。何クソ。ゴ用ガアリマシタラ、イツデモ参リマス」（人に対する挨拶を自ら激励するもの）

「声強ク出スタメ――腹ニ力ヲ入レヨ。目ノ上、肉ヅケノタメ、ベネット運動セヨ」

「人ヲ下カラ、ニラマヌ」

「ニコニコ主義。自己犠牲。人ツレナカリシナラバ、ワガ顔ノスゴカリシナリ」
「見、必ズ礼、ニコニコ脱帽。ワレ悪シカリシナリ」
「テニスヲ羨マシガラヌ。アルガママ」
「直起5. 30」（五時半にすぐ起きよ）
「V. A. must take.」（ヴィタミンAを飲め）
「サンポシテ、ネムレ」（こんなことも、思い出すままに夜闇中に書く。書かなければ、一晩中眠られない）
「ベネット一〇時ネル――5-6時運動、9時、勉強シ、人ノ遊ンデイル朝ノウチ、勉強シテヤレ」
「ウガイ六、首部マサツ」（ベネット運動法）
「19日、歯医者。20日、床屋。顔ソラヌ」
「森田の後に（3456の説明）別所《べっしょ》行けばよい。789（旅行よりもよい）デュボアの方もわかる」
「警句書かぬ。断じて書かぬ。気にかかるまま、思い出すまま、忘るるまま」（書かないといいながら、書きつける矛盾、面白いではないか）
「ヨシ、ヤロウ。Strong will」

「never!! never!!」（性的興奮を起こすなの意）

6 人に見られるのを気にすること。人と対坐するとき、または汽車、電車の中で、常に人に見られるように思い、顔が硬《こわ》ばり、口の囲りがしぼむような気がする。学校に行くのに、八時頃の汽車は混雑するため、十時頃の空いた汽車に乗り、座席はなるべく前か後か、人と向きあわない所へ取る。ステーションへ行く道で、女学生にたくさん会わなければならないので、わざわざ廻り道して、表口の方から入る。この道で女学生に会う時は、目に涙がにじみ、口が曲り、女学生が皆笑っているように思われる。学校では、クラス会にも出席したことはない。

7 人をにらむこと。二十三歳の三月、試験後、友人の話し中、友人が自分の視線を、ことさらに避けているのに気がつき、自分がにらむのではないかと考えた。その後、常にそのことばかり気にかかり、ある時は、試みに親友を訪問して話した後、やはり友人が、まぶしいように横向いた。以来いかにすればにらむことが治るか、ということに熱中し、自分の眼球が凹《くぼ》み、肉が落ちているからにらむことと考え、ベネット式運動中、眼瞼《がんけん》を摩擦することを毎日実行したけれども、効はなかった。

この頃は、にらまないで話のできたものは、一人の弟と、一番親しい学友一人だけであった。特に父に対する恐怖ははなはだしく、廊下等では、自分は常に窓外に向いて話をなし、父の感情を害していた。

最近には、兄夫妻と話していた時、義姉が自分の視線を、手でまぶしそうにさけるので、兄から「もっと目をやさしくしなさい」といわれたこともある。これまでは『根治法』によって、自分で治せるものと思っていたが、ただ警句が増すばかりで、兄のいうように、温かにせよ、といっても、何ともしようがない。この時、自分独りだけ、天井を向いて話をした。実際に、視線をどこへ持っていってよいかわからない。人の話し合っているところを見れば、どうしてあのようによく視線の転換ができるかと思われる。にらむということを忘れるために、学校を三週間ばかり休み、家に閉じこもっていたこともあるけれども、治らない。視線のうちに入ってくるもの、すべてをにらむような気がし、視線が一カ所に固定してしまうような気がする。多数の人と話さなければならない時は、誰が何といおうが、天井ばかりを見て、人形のように一カ所ばかりを見詰めている。

小学校の時、唱歌の先生から、人の顔ばかりにらみつけるといっておこられたことがある。道を歩いていて、一町（約一〇九メートル）くらい先の人でも、にらんでしまう。それで伏目にすると、相手の人が近づくにつれて、口の囲りがゆがむような気がする。

8　泣き声となり、声が震えること。これは、小児の時からもあった。中学時代から、人と話す時、胸騒ぎがして、声が震える。自分の声のように思われない。しかし、弟と話す時は、大声が出る。泣き声だといって、人から笑われる。学校で、出席の返事でも、大きな声を出そうと努めるほど、なおさら小さい声になる。皆から、腹の力の抜けた声だ、といわれる。お正月に、おめでとうというと、声が震える。それなのにまた一方には、社交的でなくてはいけないと考えて、非常に大きな声で、無茶苦茶にしゃべることがあり、後に節度のないことを悔いることがある。

9 人の顔が覚えられないこと。中学四年頃から起こる。人に会って、見たような顔だと思って、後で知人であったかどうかということが気にかかる。ごく親しい人でも、不意に電車の中などで見ると、知人かどうかということが疑われる。

10 脱帽のできないこと。向こうの人が礼をするのを待っているうちに、その人が行き過ぎてしまうので、脱帽して、礼をすることができない。自分でしようしようと思いながら、どうしてもできない。ちょうどにらむ時の心理状態と同様である。学校で、友に欠礼すると、終日、そのことが気になり、すぐその名前を書きとめて、翌日礼をしなければ気がすまない。また自分が欠礼したことが気になると、教室へ入って来る人々が、どのようにお辞儀をしあうかを検査する。そして必ずしも、すべての人にお辞儀するのでなく、知人でも欠礼することがある、とわかると、「他人皆礼するに非ず。見合った時のみ礼可」と警句を書きつける。それでも、自分が礼をしないことがひどく非社交的に思われ、他人が自分に口をきかないのは、そのためであると考える。予科へ入学しての最初の苦痛は、教室へどのように入り、どうしてお辞儀をするかが気になり、学校を休んだこともある。

11 他を羨むこと。学校で友人が快活に話していれば、直ちにこれを羨み、スポーツの話を聞けば、自分もテニスをやらなければ人に後れるように思い、また他人が気持ちよく朝の挨拶をしていると、自分もあのように社交的にならなければならないと考え、直ちに「皆礼」という警句を書きつける。皆に礼をせよという意である。また「Lei down《レイダウン》」という警句は、頭を下げて、丁寧に礼をせよという意である。

12 空妄の恐怖。これは空想・妄念のことで、小学時代からあった。現在のものは、英雄的なことか淫猥のこととかを描きながら、心の中で独り言をいうので、就眠前、二時間ばかりも費やすことがある。空想で、自分が野球やフットボールの選手になってみたりすることもある。今は、就眠前に必ずあるが、二、三年前には、日中にもあった。

二、三時間空想すると、一篇の小説ができるような気がする。ある時はこれを利用して、小説家になろう、と考えたことがある。この空妄の中では、想像の色彩が絵のように現われ、言葉が心の中で繰り返される。

13 記憶力減退。注意が分散するために、学校の暗記もできず、人の話を聴いていて、のみこむことができない。

14 電話恐怖。相手が、どのようなことをいい出すかわからないということが恐ろしくて、電話をかけることも、電話口に出ることもできない。向こうからかかってきて、やむを得ず出ることがあっても、電話の方に対する意識と、自分の考えに対する意識とが分裂して、何といってよいかわからなくなる。

15　訪問恐怖。少年時代からのこと。人が玄関へ来ると、どんな訪客かと思って、腋の下から汗が出る。人を訪問する時は、その前から、行って後の計画に苦しみ、玄関が近くなれば、心臓の音がひどくなり、声の調子が変わってくる。玄関の前へ行っても、思い切って入ることができず、行き過ぎてしまい、五、六分間、外を歩いて、また出直す。あるいは本屋に入り、心を落ちつけて出直すこともある。はなはだしいときは、一時間も歩いてやっと入ることもある。このため、正月の年賀を廻ることもできない。何かの会合の時、その時間が近づくにしたがい、心の中で予期恐怖を繰り返し、心臓の鼓動が、着物の上からでも見えるほどになる。

昨年末、兄の結婚式の時は、その日の十日前から気になり、試験の準備も忘れて、毎日警句に夢中になった。その日の応対に、何とか簡単な言葉はないかとあせり、幾度も幾度も紙に書き直して、落ちつかなかった。当日は、朝から腋の下に発汗し、動悸が烈しく、泣き声になった。人と応対していても、何か話していなければ人が変に思うだろうと考え、また自分の顔が硬ばっているかと思っては、無理に笑ったりした。また後で、そのことが人に醜く見えたろうと考えては、急に後悔の念が持ち上り、なるべく人の視線を避けて、隅の方へ引っ込んでしまった。テーブルに着いても、ちょっと顔を上げると、前にいる五、六人の人が一時に自分の視線の中に皆入り、にらんだように思い、心を取り乱してくると、直ちに心を強くしようと考え、またありのままにしようと考えては、ますます心が不安になる。

16 取越苦労をすること。他人にノートを貸せば、失いはしないかと思い、他人にものをききたい時、教えてくれないのではないかと心配になって問うこともできず、温炙の器械を買った時にも、温炙院長が死ぬようなことがありはしないかと考えては、モグサを一時にたくさん買い込んだこともある。

省線電車で乗り越して、車掌に名前を書きとめられた時は、そのために学校が除名になりはしないかと心配し、もしその時は、文学者になろうか、小説家になろうかなど、数日間、真面目に考えたこともある。そんな時には、毎日警句ばかりを作っている。

学校で教師が休んで、学生が帰ってしまっても、それが不安心で、自分で教室に行って確かめなければならない。本を注文しても、絶版になっていないかと、その本の来るまで、その考えが意識を去らない。洋服を注文しても、何かの間違いがありはしないかと気になり、途中に何があってもわからないことがある。

近頃、特にものの音がガンガン耳に響くようになり、人が自分を笑っているような気がし、停車場の待合室の前を通っても、中の人が自分の噂をしているようで、ツイ見返ってしまう。

その頃、一友人がかつて森田先生の診察を受けたことを聞き、その時に森田先生から、このくらいの病気は大丈夫だといわれ、一度の診察で治ってしまった、とのことである。それなら自分もそのように軽く診断されて、一生治らないようになりはしないかと、そのことが気になって、長い日数、不安がつづいた。

17 同一観念の固着。何か感動のことがあると、このことばかり、絶えず意識から離れない。不眠の起こった時は、四六時中、心の中でフミンフミンと独り言をいっていることが、二、三カ月もつづいたことがある。

また○浜の注射を受けて、ある時、注射が一本抜けた時、その薬のノイロという名が、一カ月あまり繰り返された。

こんなことは、入浴や食事中でも、絶えず独語のように心の中で思っている。

最近の例では、昨年の夏、悟り悟りということが心から去らず、秋には警句警句ということが繰り返された。近頃は大体、半月くらいつづいて、また異なったのが現われてくる。

18 自殺念慮。本人の日記中に、「俺は、死にたくできてる人間かも知れぬ。今までに、死を決したことが何度あるか。逗子にて、昭和三年夏、同四年一月。同五年二月、カルモチンを飲む。昭和六年、七年、八年、二、三、四。現在。」とあり、ある日の日記には、「僕は今自殺します。おそらく数時間の後には、早やこの世の人ではないでしょう。永久に、この世に別れます。すべてのことは、青いノートから見て下さい。あれが、僕の一生です。この家の一生です。死に直面して、割合に冷静です。さらば、天上の花園に私は旅立ちます。さらばさらば」「ああ、とうとう駄目だった。彼奴が見ていたので、自殺する機会がなかった。また一日、この世の息をするんだ。皆整理してあるから、思い残すところはないんだ」などとある。

＊

昭和八年三月、初診。

体格は強壮で、五尺八寸（約一七六センチメートル）。体重は十七貫（約六四キログラム）で、栄養佳良である。主症候は、対人恐怖で強迫観念である。診断は、精神分裂病や、意志薄弱でなく、神経質である。しかし、治療の効果の不完全を疑いながら、六十日間くらいの予定で、入院を許した。

五日間半の絶対臥褥《がじょく》療法中、第一日から三日間は、主として、にらむことが治るかどうかの不安で苦しんだ。第四、五日は、退屈を感ずるようになった。

治療日誌の書抜き

起床第二日　……落葉拾いをしながらも、人の咳払い、他人の談話、すべてが自分のことを笑っているように思える。人を嫌悪する気持ちが、昨日よりもはなはだしかった。落葉拾いは、少しも気乗りがしなかったが、嫌でも応でもしなければならないと、ほとんど休みなしにやった。

第三日（四月一日）……ここへ来て、かえって人をにらむようになったので悲観する。今日は、何もすることがなかった。まるで精神病院へ閉じ込められているような気持ちだ。退院しようかと迷う。……午後、人が自分を避けていくように思えて、仕方がなかった。実際、僕に会う人が、すべて横道へそれて行く。そんなに自分の目と顔とが凄いのか、と思って悲観する、ただかがんでいればよいと思って、家の土台や温室のガラス戸についている泥を取って歩いた。……

第四日　道路を通る人の視線を、パッとにらんでしまう。なるべく門を見ないようにする。警句が時々飛び出す。何だか先生の療法が信じられないような気がして、いっそ飛び出してしまおうと考える。やはり家で、一所懸命に勉強した方が、かえって強迫観念など飛んでしまうかも知れない。先生に理由をいって、退院しようと思い、トランクに荷物をこしらえた。しかし、いざ話そうとして歩き出すと、鼓動が烈しくなって、声が震えてくる。門のところで、ちょっと声の試験をしてみたが、何だか声が、咽頭にかすれてしまった。仕方がないから、退院は明日まで待とうと考えた。……

［女中にでも、誰にでも、ことわって退院してもよい。］

……夜、患者を集めて、先生から対人恐怖のお話があった。厭でも恥かしくとも、やり抜こうという勇気が出た。治すのが目的でなく、ただ、働き抜こうと考えた。……入院以来、今日まで、人に見られる不快、治るか否かの煩悶、にらむことの心配、今まで経験したことのない深刻なものであった。……

[四十日の試みである。迷うも決心するもただ四十日間である。]

＊

第五日　……今日一日もまた不安かと心配する。

[自分の不安そのものを気にするのでなく、何がいかに不安になるかを順々に追求してゆけばよい。]

……昨夜の先生のお話のように、強いて人を見ようとせず、努めて伏目でいたので、非常に落ちついた。いつもより、かえって人と楽に話ができた。昨夜想像した時はどんなに不愉快だろうと思ったが、実際には、非常に楽であった。……

[これを一週間、徹底的に実行すれば、容易に会得できる。]

第九日　……先生は、今日のようにどうしてドンドン批評して下さらないのかと思う。仕事をして、適切な批評がなければ、すべての仕事が無意味のように思う。……

[この日、本人は、他の患者の忠告をも耳にせず、無断で退院した。]

対人恐怖の地獄

後、一週間して、四月十五日付の手紙。

「……冷静になって、はじめて自分が、いかに非理性的なことをしたかがわかりました。退院当夜より、三、四年以前の猛烈な不眠および頭痛を併発し、日夜、煩悶不安の中に病臥していました。退院の時の心持ちは、自分は外界に出たら、この不快感が消えるか、と思いましたが、自分の心のゆがみが直らない以上、外界が明るくとも、面白くとも、自分の心に受け入れられないことがわかりました。正視恐怖も極度に達し、ただ家の中にいても、視線に入り来るものすべてをにらむようにして、二、三日間はこれに打ち勝つために、狂人のごとく市街を歩き廻りましたが、通行の人、自動車、電車すべてのものが、自分の眼の中へ飛び込んでくるような感じがして、ただ今は、ただ盲人のごとく目をつぶるか、あるいは暗黒の裡《うち》に寝るか、の方法を採っております。先生のご親切を無にした当然の応報であります。入院前の気狂いじみた行動、入院中のわがまま、退院に際しての衝動的な行動、考えて見ると、自分の行動が、すべて非理性的に思われまして。

……

ただこの一片の手紙を、患者諸氏にお示し下さいまして、いかに苦しくとも、規定に背かないで、治療なさるべきことをお示し下さいませ。外へ出てみて、はじめて先生のご親切がわかります。私にとって、すべて取りかえしのつかないことでございますが、現在入院中の患者諸氏の、せめてもの見せしめにしていただきたいと存じます。」

四月十七日には、自分で再入院を頼みに来たけれども、許さなかった。

二十日には、手紙で、また頼んで来たけれども、断りの返事を出した。二十三日の手紙には「……退院の原因は、けっして先生のご注意をいやがったのではありません。実は、家人の不注意から、その二、三日前に、私の最も親しい友人の死去の報を受け取り、その悲しみを思えば、強迫観念などはどうでもよい、と考えたからであります。……」

二十四日付で、重ねて手紙が来た。自分はこの病気が治らなければ、父から、断然学校もやめさせられる。自分の最後の決勝戦である。どんなに苦しくとも、いくら日数が長くかかっても差支えないから、是非、再入院を頼むとのことである。

フト私の助手から、これに対する返事のハガキを見て、私は、これに対して注意した。患者に入院を拒むのは、拒むがために拒むのではない。患者の病を治そうとするのが目的であるといって、謝絶のうちに、多少の余地のあるように書き直したことがある。

その後、一度は患者の兄弟が二人、一緒に頼みに来、また本人も来て、最後に母君と同伴して「私の方から退院を許すまでは、けっして随意に退院することはできない」という保証を立てて、はじめて入院を許した。これが五月二十二日のことである。これはたんに、私の治療戦略であって、患者に対して充分に背水の陣をしかせた、というに止まるのである。

独りよがりの愚物

再入院・第一日（四月八日）……無断退院後、仕方なしに、はじめのうちは学校に行き、友人と気を紛らかした。しかし、頭の底に、取り返しがつかない、ということが離れない。学校で教師と対座し、自分の眼光鋭いため、退席を求められ、勉強もできないかと絶望する。それ以来、苦痛に堪えず、臥褥する日多し、五月に入り、兄に、先生のところへ頼みに行ってもらう。「不人情でズルイから駄目、根岸病院に入れよ」とのこと、根岸病院では治らないと絶望。二十一日、仕方なしに、お詫びに来る。今日、母に証人となってもらい、同道して、ようやく入院を許された。……

第二日　……不眠治らず、悪夢に襲われつづける。仕事は、治療の手段であってはならない、ということが気になって、気がイライラする。またにらむことが、ひどくなってきた。午後は、風呂番をする。……

先生は、「小野さんは盆栽である」といわれた。今までの十数年の教育は、全く間違っていた。この不自然から、あらためて広い自然の大地へ根をおろし、生れ変わらせなければならない、といわれた。自分も過去を考えて、愚かな、ただ独りよがりの盆栽だったのである。……また先生は、特に我の強い人はゆとりがない。人に相談したり、人に頼んだりすることがない、といわれた。このことは、僕に強く感銘した。……

また再入院ということが、意識にこびりついたように苦しかった。糸の先に球をつけて、ブンブン振りまわしているように、悪い悪いと、心の中で廻っている。兄から、不人情でズボラであると、先生からいわれたと聞いて、頭に一大鉄槌を喰ったような気がした。自分は今まで、他人から自分の批評を聞いたこともない、独りよがりの愚物だった、ということがわかって、自分の醜さが恐ろしかった。……

第三日　……先生のお部屋の掃除をする。何だか目がくらむように、あわててしまう。先生の傍に近寄ると、不動金縛《かなしば》りのように、態度がぎごちなくなる。このまま、辛抱していくよりほかに仕方がない。……自分が、家にいた時は手を下すこともできなかった仕事を、教わりながらやっていけるから、不思議である。食堂でも、昨日から平気で食べられるようになった。伏目に慣れたせいか、伏目のままで人と話ができる。……

修養のための作業は不可

第四日　……他の患者から、廊下の雑巾を洗うのに、石鹸をつける必要はない、と注意された。

今日、先生のお話のうちに「皆が、従順な模型的な練習をしたり、修養のための仕事ばかりをしていているから、本当の仕事は少しもできない。池の金魚を見ても、珍しいと思わず、死にかかっていても、これを世話する気にならない」ということがあった。……

第八日　……朝食の跡片づけ中、食器を一つ壊してしまった。しかし、失敗は成功の基《もと》である。これによって、自分の態度の粗忽《そこつ》なのに気がついた。……

［こんな理論ではいけない。再びしくじることは、目前にある。壊した時、アア惜しいことをしたと、物そのものをもったいないとさえ感じれば、再び失敗はなくなるのである。］

第九日　……今日、薪を整理した時、先生から「君は、自分の頭が良いと考えるか。自分の頭の働きが悪いということを、よくよく自覚しなければならない。そうすれば、本当の謙遜の心が起こる」といわれた。自分は、頭が悪いにかかわらず、気のきくふうをして、人に良く見せかけようとするから、先生のおっしゃるように、仕事が常にいたずらことになるのである。

　昨夜、自分の書いた「神経質」の封筒の数が合わない。いつもならば、昨夜は疲れていたからとか、理屈をつけて弁護しながら、一日中気にかかるのであるが、今日は、先生のお話にヒントを得て、無責任であることは事実であるから、自分が無責任であった、ということを甘受していたら、少しも仕事に差支えなかった。午後、風呂焚の燃料について、先生のご注意があった。実際を適切に示されて、無責任が、些細なことからいかに人に迷惑をかけるかがわかった。

　午後、第六回形外会（森田正馬の指導で神経質症状を克服した人たちが作る集まり）があり、特に先生のお話で、ここの療法は訓練ではない、自然である、といわれたことが感銘した。いかに自分は、自然をごまかして訓練をしていることよ。食後の座談で、先生が、字の拙手《へた》な人は、彫刻をするようなつもりで字を書けばよい、といわれたことも面白かった。

自己紹介の時、不思議に鼓動がしなかった。古閑先生に、背中をポンとたたかれた拍子に、震え声ながら、いってしまった。こんな多勢の人の前で自己紹介ができたのは、はじめてのことである。

＊

第十三日（六月三日）……今日は、今までのように、別段仕事を探そうとしなかったが、何かしら絶えず働いていた。人に何か皮肉をいわれても、ただ辛抱していれば、次第に消えていくことがわかった。かえって容易に落ちついて、口がきけるようになった。どうして、こんな気になったのかわからない。

［いつの間に、山が見えなくなったかわからない。それは、山に入ってしまったからである。］

第十七日　……廊下に鋏が置いてあるのに気がついたが、どこへしまってよいかわからない。原さんに聞いてもわからなかったから、先生にお聞きした。先生は「持って来た人がしまうから、そのままにしておけばよい」とおっしゃった。後でよく考えてみれば、誰が使ったのか、あるいはこれから使うのかもわからない。自分はただ、気をきかすつもりで、これを片づけようとしたに過ぎない。先生の常におっしゃる「気をきかせて間がぬける」「善人ぶって、わからないことまでやる」というふうである。

金魚に水を入れた時、奥様から、水を何杯入れたかと問われて、自分は十二杯と答えた。しかし自分は、「わかりません」というのがいやさに、十二杯とごまかした。後で考えて、自分の無能をあらわにいえばよいと思った。

「「十二杯くらいかと思う」と答えれば最も適当である。」

第二十日　……掃除中、先生からご注意があった。自分が良く思われたい、叱られるといけない、と思ってするから、鋳型にはまり、見かけばかりになってしまう。自分は鈍である、不器用である、と決めてかかれば、叱られることは当然のことになる。その時には、いたずらに自分のことは顧みないで、塵は細かに目につき、物の曲っていることもよく見えるようになり、行動が自由自在になる。仕事をしたふりをするのが、一番いけない、ということを指摘された。先生のいわれるように、自分は仕事をしたふりをしている。人に見られると工合が悪いから働く、という気が多分にある。……

治そうとすれば治らない

（第二十三日から、読書、外出を許した。）

第二十四日　……午前中は、大工の手伝いをした。……午後、患者さんに頼まれて、薬屋へ薬取りに行く。汚ない洋服を着ていたが、久しぶりに電車通りへ出て、気持ちがよかった。今日は思いきり声が出た。以前には、とてもこんなところで、大声で人を呼ぶことはできなかった。

第二十五日　……郵便局に、先生の書留郵便を出しに行った。患者さんから、たくさんに買物を頼まれて、これを順序よく、買うことができた。

第二十六日　……薬取りの帰りに、郵便局へ、人に頼まれた為替を取りに行く。楽に応対ができた。以前には、話すことを考えながら行ったが、今日は、何の考えもなくできた。今日、自分が炊いたご飯は、先生がおいしいいいとおっしゃったそうで嬉しかった。台所でその話を聴いて、早速おヒツのところへ飛んで行って、ご飯を味わった。……今日、先生が外来患者に対して、病を治そうとする気のある間は治らない、というお話をうかがった。……

第二十八日　……先生と、温灸の実験をする。久し振りで温灸をしたが、先年、夢中になってやったことが可笑《おか》しくなった。

第三十日　……先生が、鋏を研《と》ぎながら、お話し下さった。「この気合を飲み込まなければならない。この落ちついた態度を。画家の絵を書くところを見ても、その一筆をも、けっして心なく下すのではない」といわれた。自分達が研ぐ時は、ただ磨き光らせるだけである。先生のは、刃の角度を静かに観察されながら、刃の鋭くなる工合を見られるのである。特にここでは、ただいたずらに動いても、病気の治る仕事というものは一つもない。たんに運動のための仕事ならば、棒を振るとか、腹式呼吸をやるとかすれば、かえって仕事のふりをする、いたずらごとがなくてよい、ということが、感銘深かった。

ものそのものになる

第三十四日　……先生と一緒に、材木を買いに行く。帰りには、荷車に積んで、自分が引っ張って来た。人の引くのを見ると楽なようだが、実際に当って見ると、足が宙に浮いて、なかなかうまくいかない。……夕方、兄夫婦が来てくれて、久し振りに面会した。非常に元気になったと喜んでくれた。義姉には、以前には声が出なかったが、今日は、伏目のままで楽に話ができた。以前には、話そうと思うと、胸を突き上げられるような気がしたが、今日は何ともなかった。
第三十六日　……夕食後、散髪に行く。前には、床屋で、何分に刈りますかと問われて、鼓動がしたが、今日は平気で受け答えした。

第三十七日　……今日は、雨が降っても、そこらにころがっている仕事は、自然に手が出た。近頃はよく怪我をするが、何も薬をつけないで、すぐ治る。

第三十九日　……郵便局へ、本を読みながら行った。『フォードの事業』を読む。

夜、先生が中村さんに話されるのを聞いた。神経質者が自分の病を誇張していうのは、人から自分を大事に扱われ、同情を要求するがための、自己中心的なことである。中村さんが、家にいた時は寝ていて起きられなかったものが、とにかく、現在起きて働いているという事実を、一つ一つ認めていかなければならない、というお話は、よくわかった。自分も、以前よりは声の出るようになった事実、外出のできるようになった事実を認めないで、まだ良くならない、ならないと、欲張っている、ということがわかった。……

第四十一日（七月一日）……米屋へ電話をかけた。こんなに巧く電話をかけたのは、はじめてである。何の考えもなしにかけられた。

午後、隣接の空地に、木片や何かが散らばっているのを、先生も一緒に、皆とともに集めて風呂の焚物にする。

先生と一緒に材木屋に行く途中にも、先生からお話があった。塵を集める時は、屑屋の気持ちである。お使いに行く時は、小僧の心持ちである。その時々に、心は万境に従って転じていけば、そこに強迫観念はない、ということから、常にものそのものにならなければならない、ということについて、道傍の材木を示されて先生は、広い板が日に当っているのを見れば、これが曲ってそり返りはしないか、と気になる。ものそのものになれば、他人のものと、わがものとの区別はない。すべて無駄になるものは惜しく、棄てたものはもったいない、というふうになる、とかいうことであった。……

見栄ばかりを自覚する

第四十六日　……今日、先生が患者に対するお話の要点は、

「自分は、見栄を張っているものである、ということを自覚すればよい。自分の心の事実をありのままに見ればよい。自己弁護をするのが一番いけない。」

「強がろう、元気を出そうとするから、反対になる。カラ元気を出す必要は、少しもない。対人恐怖は、恥かしいままであればよい。ここの療法の体験でいえば、朝起きるのに、少しも奮発はいらない。いつのまにか、自然に早起きするようになっている」というお話は、自分の近頃の朝の目醒め方を考えて、よくわかった。

「幽霊がこわいということは、感情の事実であって、これをこわくないように治す必要はない」というお話は、今まで不可能のことを何とかして可能にしようと苦悩したこと、「天気が悪ければ、うっとうしく気持ちが悪い。これをどうすることもできない。対人恐怖も心臓の発作も、こ

の後も、いつ起こるかわからない。起こっても構わない」ということが、よくわかった。
以前は、あせったり、気がイライラすることを病的と考えていたが、近頃は、それが当然であることがわかってきた。ものを買いに行くのに、急いで行くとどうしてこのように落ちつかないか、と考えたが、今は、忙しい時は忙しい、ということがわかる。……

第四十七日　……夕方、先生に従って、金魚を買いに行く。近頃、はじめて乗合自動車に乗った。平気で外が眺められた。今までは、人に見られるのが恐ろしくて、顔の向けようがなかったが、今日は、降りて後に、自分が随分変わっていることに気がついた。金魚屋を探すことも、以前にはとてもできなかったが、今日は、自分で知らない間に、尋ねて行った。……

第五十日　……「自分の醜いことを人に見せて、不快を感じさせるのは罪悪である」ということは、実に利他主義でも何でもなく、自分という我に捉われた自己中心主義である、ということが、よくわかった。……

睡眠は五、六時間でよい

第五十一日　……午後、先生と一緒に松坂屋へ行く。百貨店へ行くのは、数カ月振りのことである。行ってみて、自分の様子の変わっているのに驚いた。以前は、汗をながしながら、種々の品物を見つけるようにしても、目に入らなかったが、今日は、何でも見ることができた。特に台所道具など、その値段を調べることもできた。帰って後に、先生が寝ていられるのを見て、わざわざわれわれのために、遠いところへ連れて行って下さったことを感謝した。

第五十二日　……洗濯しているところへ、母が来た。帰りに、電車通りまで見送る。自分のよくなったことを非常に悦んでくれた。午後、丸善へ本を買いに行く。たびたび通った途であるが、わずか二カ月前に、首を挙げ得ないで、走るようにして歩いたことを思い出して、感慨無量であった。ここでも、平気で本を買うことができた。

読書は、坐ってするよりも、立って読んだ方がよい。人が話していても、平気でできる。……

第五十四日　……夕方、先生と買物に行く。近頃、外出は全く平気である。一番いやだった乗合自動車にも、人と向かい合って乗れる。

「活動中に、緊張があり、注意が集中される」ということを、以前『根治法』中の陸軍中尉の日記中に読んで、そんなことがあるかと思っていたが、今は実際以上にその感を深くした。……

第五十八日　……起床四時半。道路・下水掃除。朝いくら早く起きても、日中の仕事に、少しも差支えることはない。近頃の睡眠は、五時間ないし五時間半である。これまで、睡眠を量的に十分しなければ身体が疲れるとて、十二時間も眠ったことが、おかしくなる。普通の駄眠時間を、いかに有効に使い得るか、と考えると愉快である。午後、釘を買いに行く。また、八百屋、牛肉店、魚屋へも行った。読書は田口氏経済論。

今まで、外来患者の診察を聴く気がなかったが、近頃はお話がよくわかるので、今までに診察のお話を聴きのがしたのを残念に思う。……

第六十日（七月二十日）……読書は、仕事の合間合間に、忙しい時にした方がよくできる。以前には、休息を最も必要なものと考えていたが、今は絶えず働きながら、しかも勉強ができると思う。午後、友人が来て快談。主に学校の様子を聞く。友人を送って、本郷三丁目まで、絶えず話しながら行く。これから思う存分勉強したいと思う。

第六十一日　……『神経質の本態』を読む。以前にわからなかったことがよくわかる。『根治法』中の陸軍中尉の日記、対人恐怖例を読み返してみる。読み返すごとに、ピッタリとわかってくる。六十余日を経て、何ものをも得なかったともいえる。自分はやはり、小さい弱いものの自分であった。ただ弱くとも、苦しくとも、悲観はしない。弱いままに、自分の本来性を発揮していけばよい。ただ、努力である。

劣等だから人より以上に努める

第六十三日　……弟に、手紙を出す。病覚に捉われている間は、しきりに弟に対して、なにゆえに自分に同情してくれないかと不満に思った。そして弟の良い点を見て、自分は、どうして弟に劣るか、と嫉妬していたが、今過去を振り返ってみれば、神経質の自己中心主義から、弟にいかばかりか迷惑をかけていたか、と思うと、しみじみと気の毒になった。六年間の病苦、ただ自分の苦痛のみを大事にしたため、弟はいかほどの苦しみをしたか。学校のこと、家事上のことすべては、自分の苦しみを逃げるために、弟の負担に任せた。人の家を訪問するのがいやで、弟に行ってもらった。今日の手紙が、弟に対する真の兄としての第一信である。

第六十四日　……起床四時四十分。すぐ道路に出て見て、まだどこの家も起きていない様子を見て、子供のような優越感を感ずる。道路掃除、炊事、読書。「神経質」雑誌を包装して、郵便局へ運ぶ。自分で荷車を引いて行く。この様子を写真にとっておけばよい、といわれたが、実際変わった格好である。新調の洋服さえも、人がどう思うかと考えて、着ることのできなかった昔を思うと、自分の心の変化の大きなことに驚かざるを得ない。午後散髪。床屋と世間話をした。

以前は、他人があのようにすらすらと本を読み、楽に勉強しているのが、不思議でならなかったが、今は、他人も、そのような時は苦しいということがわかる。そして自分は、頭が悪いから、人の二倍勉強すればよいのである。

以前は、すべて心配することをいけないと思い、これを病的と考えたが、今は、そんな考えは全くない。車を引けば、ぶつからないか、とハラハラする。町を通れば、恥かしくもある。以前ならば、わざと大胆ぶって、無茶苦茶に引き廻したであろう。

＊

第六十五日　……二階の屋根に登って、日除けを造る。案外、容易に仕事ができた。何でもぶっつかってやってみれば、相当のことができる。大工でも屋根屋でもできる。

今日は、先生が患者を集めて、いろいろなお話の後に、自分が入院前に先生にお送りした手紙を示して、ご教示下さった。今から考えると、夢のようである。あのように、どうしてもやめられなかった警句や、長い手紙のことを振り返ってみると、おかしくなると同時に、神経質が、人の迷惑を考えない自己中心主義であるということが、よくわかる。今までならば、多くの人の前で、あのように自分の弱点をさらけ出すことは、とてもできないことであった。今日は実際、他の人々の参考になることならば、進んで自己の過去をさらけ出してもよいと思うようになった。……

［これが、自然の純な心から湧き出ずる繊悔の心境、犠牲心である。けっして理想主義や道徳心から出発したものでなく、純情から出るところで、けっして偽善でないところが面白い。］

夜、大学前まで、本を買いに行く。学校の課目に関係した『マーシャル研究』を買う。小説を耽読していた昔が、おかしい。……

第六十六日　……起床四時半。炊事。後、郵便局の帰りに、昼食の材料を買い入れる。「三田評論」を読む。忙しい中で読書した方が、かえって能率が上がる。

　夕食後、兄が来て、ともに親戚の家に行く。以前は、何か話をしようとあせったが、今日は自分をえらく見せようとかする気は少しも起こらず、落ちついて、話ができた。……

自分は苦しくても人を喜ばせる

第六十八日　……午後、先生に、根岸病院に連れて行っていただく。病院では、講演のあった後、先生が、自分の日記を読まれて、自分の治病経過を説明して下さった。先生は、自分の病気を治して下さったばかりではない。自分という人間そのものを更生させて下さった。
　夕食は、病院医局で、十数人とともに食事をしたが、あのような人の前で、本当にものを味わいながら食べたのは、はじめてである。
　先生は、自分の病気の治ったことを、先生ご自身のことのように喜んで下さった。この次に喜んで下さる人は、母である。今まで自分は、ただわがままから、いかに母に対して、無理ばかり通してきたか。元気が悪くて気持ちが悪い、それを母のせいにして、ダダッ子をいっていた。母と終日、無言で暮らした昔もあった。しかし今は、ただ一人の母に、無条件で柔順にしよう。ただ自分さえ、ちょっとの苦痛を耐えれば、母を喜ばすことができるではないか。……
第六十九日　……朝食後、横浜の家へ行く。すべての人の視線を沿びているような気持ちで苦しみながら通った東京駅が、今は微笑みながら、自分を迎えてくれた。同じ東京駅が、自分の心が、ら、からこのようにも変わって映る。二カ月ぶりで帰宅。電車を降りると、急に足が早くなる。母がおられるだろうかと気にかかる。こんなに、気ぜわしいことや、気にかかることを、病的だとばかりに、否定しようしようとかかった昔がおかしい。不可能を可能にしようとする愚。門を入って、種々のことが眼につく。庭の穢《きたな》いこと、泉水のこわれ、以前には全く気のつかなかったことが、次々と目に入ってくる。まず乱雑な机の上を整理をする。久しぶりで、母の前で昼食をとる。幼児以来のわがままと、母の辛苦とを思い出して、自分の浅ましさが、身にヒシヒシと感じさせられた。……

(患者は、かつては家庭の不和を歎き、母を怨み、自分が病的になったのは、皆その環境の悪影響であるかのようにかこち、悲しんでいたのであるが、今や心機一転して、その周囲に対して、これを善意に解するようになった。

こんなわけであるから、一般の人の環境のいかんを知るには、たんにその本人のいうところのみを聞いては、その善悪を知ることはできない。むしろ人を怨む人は、すなわち本人が人に対してつれなく、周囲を讃美するものは、その本人自身が善人である、と解した方が、間違いがないかも知れない。

神経質が、家庭の悪影響から起こる、という見解も、たんにその一方面のみの観察であって、同じ兄弟であっても、神経質の素質のないものは、神経質の症状を起こすことがない。そして、その神経質の症状を治癒せしむることによって、かつて悪意に見られていたものがたちまち一転して、善意に解されるようになる。これは神経質の素質そのものを変化するのではなく、ただその症状のみを去ることによってできるのである。）

第七十日（七月三十日）……いよいよ退院の日が来た。過ぎし七十日を顧みれば、夢のようである。自分の心の変化が、いつ頃から起こったのかわからない。ただ働いている間に、先生の指導によって変わってきたのだ。先生は、自分の病気を治して下さったのみならず、自分は人生において、何事でもできないことはない、という自信を体験させて下さった。一日の睡眠、わずかに五時間くらいで、それでも常人以上に、活動し得ることを知った。

夜は、荷物を整理する。子供が、修学旅行にでも行く時のような気持ちである。

＊

患者の日記全体については、細字にて、記述詳細にわたり、毎日の仕事のこと、自己内省のこと、私の講話の条項、要領等、漏らさず書いてある。

症状のことでは、警句のことは、はじめから、これを書きつけるようなことはなかったようである。日記のうちには、ただ、起床第四日に、「警句が出て困る」ということがあるのみ。

「頭がフラフラする」ということは、第一、二日だけ。「人をにらむこと」、「声がふるえる」ということは、第一、二、三、四、七、八日と、再入院第二、三日だけである。

「人に噂される、笑われる、人が自分を避ける」ということは、第二、三、四日の後には、日記中に現われない。

「夢が多い、悪夢に襲われる」ということは、第四、五日、再入院第二、三、四、八、九、十日で終り、その後には記載がない。第十一日には、安眠ということがある。

「耳鳴」のことは、第七日に記されたのみ。

「不安、心配」ということが、第五日と、再入院第三日とにあり、「不快感」が、第六日にある。

その他、再入院第四日には「圧迫を感ずる」、第六日には「落ちつかない」、第七日には「汗が出る」とかいう症状を記載してあるだけで、その後の日記には、症状に関することは、ほとんど見当らない。

いたるところに仕事がある

退院後、八月三日の手紙。

「(前略) 家に帰って驚いたことは、種々のことに気のつくことであります。(略) 今日も、兄の家で、風鈴のこわれたのや、簾《すだれ》の破れたのを修繕しました。他人の家でも、目につくと気になって、自然と手が出ます。したがって家にいても、退屈するということはありません。庭に出れば掃除を始め、机に向かえば読書をいたします。ことに読書は、覚えようとあせらなくとも、読んでいるうちに、自然に要所要所が頭に入ります。ただ今も、東京からの電車中で、自分の最も苦痛としていた学校の本を読みつづけました。本を読みながらも、絶えずどこの停車場を通っているか、ということがわかります。以前の、注意を集中しようとして集中できなかったことを考えて、夢のようであります。心配になること、気にかかること、すべてが、病気でなかったことがわかります。七十日の修養で得たものは、けっして華やかなものではありませんでした。しかしながら、それは小さいながらも、もっと力強いあるものであります。自分のただ今の喜びは、ちょうど十数年間、頭の上に垂れかかっていた雲が、晴れ上がったような気がいたします。いつもならば、母を残して置いても、自分のみ涼しいところに出かけるのですが、ただ今は、静かに母を守っております。（後略）」

*

九月二十日の手紙。

「（略）昨夏、少し暑ければ、出る汗を病的と考え、毎日体重を測り、一日十匁（三七・五グラム）の減少を恐れ、皮膚を丈夫にするために、やたらに海水浴をいたしましたことに引きくらべて、今年の夏休は、きわめて愉快に送ることができました。

（略）睡眠時間は、わずか五時間くらいで、少しも不足を感じません。家人は気の毒がりますが、部屋の掃除も、自分でいたします。読書も、きわめて愉快にできます。今まで意味を理解しようと、あせりながら読んでいた時と比べて、雲泥の差でございます。夏の海水浴も、ただ面白いからいたしました。前には、水が耳に入って中耳炎を起こさないかとか、ほかのことばかりに気を取られておりましたが、今年は、泳ぐことの興味にかられて、耳に水の入ることなどは、気がつかなかったようです。

昨日、偶然、倉田百三氏の『絶対的生活』という本を読み、自分の苦痛などは、氏のそれに比すれば、百分の一にも足らないことが痛感されました。ただ今では、いかなる苦しみが起こっても、ただ耐えるばかりであります。かつては、欲望を否定し、苦痛を取り除こうとして、いたずらに費した力で、今は、自分の欲望に向かって勉強し活動しております。」

＊

十一月十三日の手紙。

「（前略）ただ今では、入院中、先生から賜った種々のご教示が、一々真実であり、有益であったことを、深く感謝している次第であります。ことに入院中、先生から承ったお話の中で、自分

の病気にあまり関係なさそうに考えていたことが、ただ今では、最も有益に思われております。（中略）

小生、先日までは、字がことのほか乱雑にて、手紙は、ただ急ぐのみにて書き散らしておりましたが、昨今では、手紙の一字一字でも工夫、努力しております。

以前、「道は近きに在り」ということを読んでおりましたが、今は自分の体験から、「道は自分の現在に在り」ということを感じております。

読書の速度も、以前と比べれば、夢のような気がいたします。十五、六歳の頃から、文学的なものを除いた数学とか教科書とかは、見ても頭が混乱して、読む気もいたしませんでしたが、ただ今は、哲学、法学、経済と、手当り次第に読破しております。同じ本でありながら、前には一頁も読めなかった英語の本が、一日に百頁くらい、やすやすと読めるようになりましたことは、自分ながら驚いております。自分は、英雄でも天才でもなく、ただ神経質の努力主義を、グングン発揮していき、先生のご恩に報いたいと存じます。（後略）」

5　対人恐怖で治癒困難なものの例

二十三歳男。家は農であるけれども、本人は何もしない。十七歳、中学三年の時、肺尖カタルで退学以来、対人恐怖にかかり、家人とさえもほとんど交話をしない。終日、家に閉じこもって、ほとんど外出することができない。

この患者は、教育はわずか中学三年であるけれども、文章はうまく、字をよく知っていることが著明である。

体格は強壮で、五尺八寸（約一七六センチメートル）、十五貫（約五六キログラム）で、身体に異状はない。

この患者も、入院治療をしたが、次に患者の日記を挙げる。

毀誉褒貶に対する憶病

起床第一日（昭和八年四月二十八日）　……それから、他人の毀誉褒貶《きよほうへん》に対して憶病なこと、僕のように、極端な人間は少ないだろう。僕は、長上の前で仕事をする時に、もし遅くすれば、彼《あい》奴《つ》は鈍麻だと思われはしまいかと心配し、もし速くすれば、人の前ばかりでさも勤勉らしくすると思われはしないか、と心配して、どうしてよいか、わからなくなることがある。

［最も良いこと。良心は、ここから発展してくるのである。ただ、今のままで、働いていさえすればよいけれども、いたずらに自分の心を撓《た》め直し、やりくりしようとするところから、融通のきかない強迫観念になってくるのである。］

……自分はけっして、人の前だけで見せかけようとする人間ではないということを、何ものかによって知ってもらいたいような衝動に駆られて、見ていた人がいなくなった後にも、さらに精を出さないではいられなくなるのである。

［ごく良いこと。そのままでよし。これから「君子は、その独りを慎む」ということに発展してくるのである。］

……自分の症状を点検してみるに、自分は、純粋の神経質ではなく、変質の徴候が多分にあることを認めていた。おそらくは、神経質と先天性の憂鬱症との合併だろうと想像していた。入院して、他の神経質の患者を見るに、その想像は、ますます強くなった。現に入院患者で、対人恐怖の人は幾人もいるが、皆相当に快活で話もよくする。自分のように、沈鬱で黙りこくっている人は、一人もいない。

［このように細かく自己観察のできるものは、神経質よりほかにはない。神経質は、お互いに人を見てこのように考えるもので、ただ自分一人が苦しくて、人は皆楽しいと羨むものである。］

自己を環境に調和させる

今夜、静かに、六日間の臥褥《がじょく》を回想してみる。

一番苦しかったのは第四日目で、三日間の臥褥に圧迫された胸側部や背が、耐《たま》らなく痛んだ。第五日は、体がピッタリと床に調和したようで、ほとんど苦痛はなく、この分ならば、幾日寝ていても、体だけは苦痛はないだろうと思った。この時に僕が感得したことは、すべて苦痛のなくなるのは、環境または対象を自己に調和させるか、または自己をそれに調和、順応させるかの二つである。

しかし環境を自己に調和させることは、きわめて困難であるが、自己をそれに調和させることは、少しの辛抱で、容易にできることである。

僕は、臥褥の一、二日目には、どうしたらば、最も苦痛なく寝ることができるかと、寝具を幾度も直した。けれども、それは無駄だった。苦しくとも、じっと辛抱して寝ていれば、自分の身体の方がそれに順応して、苦痛を忘れてしまうのである。

［よく観察し、よく説明ができる。正しい見解である。しかるに理論家または哲学者は、必ずその意識に煩わされて、実行に対していよいよ抵抗と摩擦とを生じて、強迫観念となるものである。］

臥褥中、毎日内容は変わっても、それからそれと考えごとに耽った。第五日頃には、こんなに次から次へと妄想が湧いて、冥想をやめることができなかったら、幾日経っても、起床は許されなかろうと心配した。

ところが、第六日になると、もう冥想の種も、いい加減に尽きてしまった。何か考えようとしても、気が進まない。第七日になると、寝ていることも、ものを考えることも、嫌で耐らなくなる。そして、何か変わった仕事をしてみたい気持ちが起こったのであった。

羞恥と恐怖のため卒倒してやろう

第三日　……僕はこの頃、先生の特殊療法の真髄が、朧気《おぼろげ》ながら、解されてきた。

入院以前に、僕が、いろいろな難関に際会して、自らも危ぶみ、人もまた、到底無事に突破することができないだろう、と観測していたことが、先生の著書で知った心の構え方を応用したために、自他の予想を裏切る好結果をもたらしたことが、しばしばあった。僕は一昨年、徴兵検査の時、検査官の質問に対して、もとより満足な応答はできなかった。身長を測る時、計量器の上で、下肢がワナワナ顫《ふる》えて身長を測ることができず、順番をかえて、一番後に計ってもらった。だから昨年、補充兵として、第一回の点呼を受ける前には、自分は、毎日生きた空もないほど、恐怖苦悩した。

平常は、僕の意気地なさを罵《ののし》っていた父母も、やはり心配と見えて、村の在郷軍人会の班長のところへ世話を頼みに行ったり、僕を慰めたり励ましたりして忙しかった。

その時僕は、先生の著書の重要な部分を幾度も読み返して、心の態度を決した。

点呼場に臨んでは、けっして顫えまいとしてはいけない。顫えるままに顫え、顔が赤くなろうが青くなろうが、どうにも仕方がない。点呼官の前に立って、一語も咽喉から出なかった時に、それは、何という恥ずべきことであろう。しかし、どこに逃げ隠れすることもできない。よし自分は、点呼官の前で、極度の羞恥と恐怖とのために、卒倒してやろう。そして衆人環視の中で、一生拭うべからざる恥辱を受けてやろう。この決心をもって点呼場に臨んだところが、点呼が開始されて、整列すると、震顫《ふるえ》はピタリと止って、呼称にも、大声を発することができたのである。こういうことが、一再ならずあったので、僕は、先生の療法に対して、信仰的な憧憬を懐《いだ》いていた。今度ここへ来るについても、家人は誰も、同意するものはなかったが、僕は、先生のところへ行けば必ず治ると、独りぎめでおったのである。

四、五年振りにはじめて走った

第五日　……僕はここ数年というものは、ただ自分の訥弁《とつべん》を矯正するために没頭した、といってよいほどである。されば夜半、独り家から二里ほど離れた高い山の嶺に登って、絶叫しつづけたこともあるが、人の子一人いない山の奥でも、僕は、常人のように、滞りなくスラスラと、思うままにしゃべるということはできない。僕には、先天性の言語障害があるに相違ないと思われる。対人恐怖といわれるけれども、僕は、この無口が治らなければ、したがって人前に出ることを厭《いと》うこの病気は、治るはずがないかも知れない。

［訥弁を治すことをやめて、必要なことを言い現わす工夫だけすればよい。必要に迫られなければ、なるべく無言の方がよい。「沈黙は、最も大なる雄弁である」という諺さえもあるのである。必要に応じては、手じな身振りで、唖さえも話をするのである。］

第十一日　……自分は怠け者でありながら、怠け者と思われまい、とする虚偽の心の強いことがわかってきた。……自分の身体はヒョロ長いので、かがんで仕事をしていると、背の骨が耐らないほど痛んでくる。それでも我慢して仕事をしていると、いつの間にか、苦痛が消えている。こんな些細なことでも従来の自分の考えの間違っていたことが覚《さと》られる。従前は、少し苦しくなるとすぐにこれは耐らない、と仕事をやめてしまった。そうして、その苦しみを通り越せば、そこに安楽の世界のあることを知らなかった。なお自分は、活動するに、充分の力のあることを覚らず、ただいたずらに自分の無力を歎じていたのである。

今日、夕食の合図の拍子木が鳴った時に、私は仕事場を飛び出して、走って食事に行った。距離はわずかに十間くらいであるが、私が走った、ということは、実に珍しいことである。四、五年前に、子供と競走して、ビクビクしながら、二十間ほど大急ぎに歩いたことがある。今までは、一間走っても心臓がドキドキして、恐ろしくて走ることができなかったが、今日は、少しも心臓は乱れなかったのである。

第十三日　……人に呼ばれて、急いで行ってみると、先生が裾を端折って、大便所の肥汲をしておられる。皆とともに、私も肥料のバケツを運んだり、シャベルで穴掘りをしたりした。体重十七貫二百匁（六四・五キログラム）、七百匁（約二・六キログラム）増。

強情我慢は度しがたし

第十四日　……僕が人前に出るのを嫌うのは、ただこの啞のような極端な訥弁のためにほかならないので、これを治すことができなければ、僕の苦悩は、死ぬまで継続されなければならない。僕は、この欠陥を矯正するためには、今後、幾年、幾十年の努力をつづけるであろう。それは、結局空しい努力かも知れない。しかし僕は、いかにしても、この願望を放棄することはできないのである。僕は、この目的を達するためには、名誉、栄達、財宝、長寿、結婚、その他人生のあらゆる欲望を抛《なげう》っても、悔いないのである。そうして、力のつづく限り、生命のあらん限り、いかなる苦辛を嘗《な》めても、この目的を達せずには已《や》まないのである。

［これらの欲望を得ようと執着すれば、はじめて訥弁も治り、その目的を達することができる。なぜなら訥弁を治したいのは、本来、これらの欲望を目ざしているがためであるからである。さもなければ、何のために訥弁を治すのか、無意味になってしまうのである。たとえば、丸木橋を渡るのに、谷底を見る恐怖を去ることさえできれば、対岸に到る目的などは放棄してもよい、というのと同様である。可能と不可能との見界《みさかい》なく、蟷螂《とうろう》の斧のように、たんなる自分の気分のままに、自分の片意地を、どこまでも押し通さなければ承知しないのを、強情我慢と名づける。度しがたいものである。］

こういう精神は、森田先生の療法とは、まるきり反対であって、僕などの病気は治らないかも知れない。あるがままの訥弁に、沈鬱に、臆病に任せきった時、病気は治るのであろう。それは知っているが、僕の心に深く根差したこの願望は、いかにしても、抜くことはできない。先生のところに一カ年ご厄介になっていても、僕の心からこの願望を取り去ることは、おそらく不可能であろう。

［ますます強情、頑固、屁理屈である。自分の神経痛は、いかなる医者の注射も手術も、この痛みを抜き去ることは不可能であろうと、ダダッ児をいうのと同様である。

あるがままの貧乏に、無知に、劣等に、任せきった時、心の平和が得られるであろうか。そんな理屈は、あろうはずがない。ただわれわれは、自分の貧乏や、無智や訥弁を自覚し、これを認めるから、少しでも金を貯え、知識をあさり、言語、文章を練ることを、絶えず努力するのである。この時にはじめて、訥弁が治るのである。自覚や体験から出発しないで、いたずらに言葉尻に捉われるから、いつまでも、常識的な会得ができないようになるのである。］

僕の病気が全快する、ということは、ただ自己の訥弁を苦にしなくなって、自然に人嫌いがなくなり、社会にでて活動することができるようになること以外にはないであろう。つまり、それ以上には治りようがないので、僕の現在、最も苦痛の種としている訥弁は、終世治らないであろう。しかし僕は、それを治すことを、どうしても断念することはできないのである。

［全快するとは、どういうことか、ということは、ただ全快してみた人のみの知ることである。その実例は、形外会の時に、いくらでも見られることである。対人恐怖の人々が、いかに能弁になっていることであろう。自ら体験しないで、想像を逞《たくま》しくすることは、種々の危険を伴うことである。学校を卒業すれば、どうなるであろう。美人を妻にもらえば、あるいは哲学者になれば、などと空想しても、なかなかその実際に適中するものではない。学校を卒業すれば、七十円取れ

る。それなら、一万五千円の利子で食った方がよいとか、そんな簡単な判断では、追いつかないのである。学校は、規定のままに勉強していれば、自然に卒業ができる。ここでは、治療の規定通りに、四十日間守っていさえすれば、その病の治癒の体験が得られるのである。もし間違ったとしても、わずかに四十日間の損失というに止まる。わずかにこれだけの期間が、柔順にできないというのは、よくよくの強情張りである。」

自分の泣虫を笑う

第十五日　……松浦さんが、僕に、浜川さんを呼ぶようにいった。僕は、浜川さんを呼ぶことができるかどうか、自分でわからない。

［能《あた》わざるに非ず、ためさざるなり。］

浜川さんが、ただ一人どこかにいれば、どうにかその意を告げることができるだろう。しかし、その側に誰か一人でもいれば、口をきくことは、まずできない、と思う方が確実である。けれども、松浦さんに僕は呼ぶことができませんということもできない。僕は、耐えがたい不安に震えながら、浜川さんを呼びに行った。浜川さんは、仕事場で釘を打っていた。その側に、二人の人が仕事していた。それを見ただけで、僕は、もう気が抜けたように、ぼうっとなってしまった。浜川さんは、僕を見つけて、釘を選《え》り出してくれ、といった。僕は困惑してしまった。釘を選《え》らなければ、浜川さんに済まないような気もするし、そんなことをしていれば、松浦さんに何とも いえない恥かしい。僕は、耐らなくなって、裏の方へ逃げてしまった。双眼から、熱い涙が、ハラハラと流れ落ちた。自分を嘲《あざけ》りたい気分が一杯になる。自分を憐れみたい心が起こる。そうして、自分の泣き蟲が、可笑《おか》しくもなった。

欲は捨てられず、諦めもできず

第二十二日　……先生の命で、蘭を鉢に植えかえた。先生の所へ持って行くと、「上等上等」といわれて安心した。今日は、入院以来、はじめて先生に対して、口をきいた。咽喉に引っ掛かったような、まずい自分の声が、いつまでも頭に残って、きまりが悪かった。しかしとにかく、先生に対して口をきくことができた、という内心の歓喜は、抑えがたいものであった。何か自信が心に閃《ひらめ》いてきたように感じた。誰にでも話せそうだ、というような、とてつもない考えが生じてくる。

……寺の墓掃除から帰って来て、金魚池の仕事をしながら、先生が話していられるのを、途中から聴いた。

「末広さん、あなたは僕の詩を聴いて、自分を諷刺しているのではないか、というような気が起こりませんか。この疑うところが、神経質の長所であって、また短所である。あなたは自分で、それを疑わないようにしよう、と考えることはありませんか。そんな必要はない。疑うままに、疑って差支えはない。僕が、豊田君にだけいいたいのなら、こんなに大勢の前で、大きな声でいうはずはない。豊田君を稽古台にして、皆さんに、同時にいっているのである。すなわちあなたがたは、皆自分がいわれていることと思わなくてはいけない。さらに一歩進んで、自分ばかりでなく、皆の人にいっているのだ、と考えなくてはならない。

神経質は、人を疑う時に、これに対して人を疑ってはいけない、人を善意に解さなければならない、というふうに、反抗的に考える。この反抗心が、強迫観念の元になるものである。ただ人は疑うままに、常に自分の考えの当否、正邪を調べて、観察、批判することを修養して、日々に新たに、進歩するように心掛けさえすればよいのである。

またたとえば、『君子は清貧に安んず』とかいって、欲を捨てて貧乏に満足しなければならない、というものも、同じく一つの反抗気分であって、欲をなくすることも、貧乏を喜ぶことも、人情に反した不自然である。

はじめから、清貧に甘んじて、苦悩のないものは、ズボラや、ナラズモノである。これに対して、一方には、何千万円集めても、欲に限りのない人もある。その間にあって、欲は捨てられず、しかも清貧に甘んじられないので苦悩するのが、神経質である。そこで神経質は、自分の心の自然のままで進めば、正しく儲けるという工夫が次第に修養されて、常に恒産を作るような人となり、さらにその人の天分によっては、富豪になることもある。今日の富豪のうちで、神経質で正しく儲けたような人を調べてみれば、面白いことが発見されることかと思われる。」

先生のお話が、この頃、次第に腹に入るようになり、お話を聴くのが、面白くなった。

常に気分を無視せよ

第二十四日　……今夜、部屋で日記を書きながら、井上さんと少し話していると、心がすうと突変した。今まで縺《もつ》れた糸のようにこんぐらかっていた心が、一瞬に解けたように感じられた。茶の間を通る時、おことさんが、僕のニコニコしている顔を見て、「何？」と訊いた瞬間、僕は前後を忘れて、「私の病気は治りました」と口走ってしまった。それから、ベラベラとわけのわからないことをしゃべった。そうして、そこへ来られた奥さんにまで、つい口を辷《すべ》らしてしまった。何だか自分でも、気が変になったのではないか、と怪しまれた。あまりそわそわしているので、奥様から訓戒を与えられた。

［ここをジッと耐えて、口走ることを遠慮していなければならない。一時の気分を重視してはならない。常に事実を重んじなければいけない。」

第三十日　……先日退院した豊田さんの手紙から、先生のお話が始まった。

「豊田君は、家に帰って急に働き出したので、家のものは、精神に異常を呈したのではないか、と怪しんだとのことであるが、同君の治り方は、まだ「初許し《しょゆるし》」というところで、高等小学校卒業という程度である。

家に帰って、突然に雑巾がけをする、飯炊きをする。以前には、それ下駄を出せ、それ何をと、一つ一つ家のものを使っていたものが、急にそういうことをすれば、家の人が変に思うのは当然である。

豊田君は、自分の人生観が変わって、仕事をしないではいられない、というのはよいが、家の人がこれを見てどう思うか、ということは考えない。いわゆる傍若無人《ぼうじゃくぶじん》である。自分のしたい放題である。今までは、自分が病気であるから、家のものが皆自分に同情をしてくれなければならないと考えていたが、今度は、自分が心機一転して、縦横無尽に働くようになったので、皆が自分に感心しなければならないというのである。前のも現在のも、ともに自己中心的であって、まだ周囲と自分との関係を、適切に認めていないのである。ここの療法の主眼は、その時と場合とに適応することを修養するのにあって、森田では森田の境遇に適応し、家では家に適応する。試験の時は、試験勉強に応じ、お客になった時は、お客でなければならないのである。

患者が退院する時に、よく訊くことであるが、『家へ帰っても、ここにいた時と同じようにしていなければいけないか』という。『なぜ君は、そのように考えるか』と反問すると、『そうしなければ、病気が再発するかも知れないから』と答える。掃除でも風呂焚でも、病気を治すために働いている間は、病気は治らない。病気を治そうとすることを忘れた時に、病気がなくなっているのである。退院後も、周囲に適応していく間は再発はしないが、再発しないために、一定の模型的な生活状態をとっている間は、病気は本当に治っていないのである。」

［なかなかうまく書ける。実行がこれに伴ったら、エライものである。しかし昔から、作家と批評家とは、分業になることが多くて、歌でも絵でも、創作としては、自分では全く真似もできないような批評家が多いのである。］

理論から実行はできない

第三十二日　……今日も仕事場で、先生のお話を聴くことができた。

「先日、須田さんに、板切れの取り片づけを頼んだら、須田さんは、『気がイライラして、仕事が手につかない』という。しかし、僕のいうところは、気持ちなどは、どうでもよい。ただ板を片づけさえすればよい。イライラするのと、必要な仕事とを、別々に考えればよいというのである。この心持ちを会得すれば、これだけでも、神経質が治るのである。

今たとえば、薊《あざみ》の花をジッと見ていると、見れば見るほど綺麗になってくる。今までこんな立派な花とは、思いがけなかったのである。ところが、薊の葉を見ると、棘々しく、気味が悪い。すなわち花は綺麗、棘はいや。これを見たままに、別々に考えればよい。花と棘とを差引きして、薊はい、い、い、いやらしいと、これを捨ててしまう必要はない。

今までは、薊を見て、その花などには見向きもしなかったが、気がついて見ると、こんなにも綺麗なものであった。板切れの片づけでも、庭の隅の掃除でも、いやいやながらでも、ただ静かにやっていさえすれば、次第に仕事の興味が、自然に湧き出してくる。これは実際の体験でなければ、けっして想像のできないことである。このことから、自分の精神活動が、自然に発動してきて、今まで自分を抽象的、差引勘定的に劣等視していたもののうちに、驚くべき潑溂《はつらつ》たる自己の力を発見するようになるのである。」

今までは、先生のお話を聴いても、学校で修身の講義を聴くように、意味はよくわかっても、少しも自分に感じがなかった。この頃は、お話を聴くと、ちょっと言い表わせないが、何らかの感じが伴い、共鳴とか、反響とか、何のはからいもなく、心に湧いてくるのである。

[これがはじめて、実行に導くのである。けっして理論ではない。]

奮発とか忠実とかいうのが空論

第五十三日　……ご飯も炊かず、お給仕もせず、人の炊いた飯をお給仕してもらって、食べている。何とも済まない気がして耐らない。風呂の火を、一度も焚いたことがなくて、風呂に入る。実に苦しい。

仕事をすればよいのだ。ご飯も炊けばよい。風呂をも沸かさなければならない、と考えるが、どうも実行することができない。飯も自分で炊こうとする気は起こらないで、ご飯を食べまいとするような気が起こって仕方がない。人から笑われても、笑われないようにしようとしないで、逃げてしまいたくなる。奮発が足りないと思うが、どうにもしようがない。

［こんな考え方が、不自然で低級なヒネクレた思想である。宗教でいえば、ごく低級の小乗である。マッチや茶碗も、人の作ってくれたものである。だからといって、自分で作らなければ、使ってはは気持ちが悪い、などと意地張る必要はない。

自分は、ただ毎日、目先の気のついた必要なことをしていさえすればよい。それが、人のためになり、助けになることならば、なおさらよい。良いことをすれば人に愛され、悪いことをすれば人に憎まれるだけのことである。良いことをすれば、常に心が安静である、というだけのことである。強いて飯もマッチも、自分で作らなければならない、という融通のきかぬものではない。皆各々自分の好むところをやっていくことによって、はじめて世の中が成り立つのである。

奮発するとか忠実にするとかいうのは、皆抽象的な空論であって、強いてその気になろうとするのは、いわゆる「思想の矛盾」であって、柱と角力取るようなものである。木の上に登れば気が張り、寝ていれば心が弛《ゆる》む。寝ていて、木の上の気分になろうとするのが、空論である。何でもよいから、その時と場合とに応じて、物事にぶっつかりさえすればよいのである。］

自分が悪人と自覚すれば、人の悪口も腹が立たない

第三十一日　……今日は一日、何もしなかった。無精《ぶしょう》で、しなければならないこともしない自分、愚鈍で悪いことばかりする自分、それをよく知っている。自分の怠慢を弁護しようとする考えはない。

［これはけっして自覚ではない。泥棒が「どうせ、自分は悪人だよ」というふうに、むしろ捨鉢《すてばち》であり、たんなる申し訳に止まるものである。もし実際に、自分自身をその通りに知れば、すなわち自覚である。自分が貧乏と自覚すれば外見《みえ》を張らず、自分が無智と知れば、必ず知らざるを知らずとして、人に智識を求めようとする。泥棒も自分の悪を自覚すれば、懲役にあっても恨むことはない。親鸞上人は、自ら悪人である、と自覚しているから、人から悪口されて謗《そし》られても、少しも腹の立つことはない。

もし自分が、実際に自分の愚鈍を認識すれば、それが自覚であって、その結果は人に謗られることも、人に好かれないことも、世の中が思うようにならぬことも、当然覚悟ができるから対人恐怖などはあるはずがないのである。］

けれども、他人のフト何気なく吐いた些細な言葉にも、異常な打撃を受ける。

自分はまだ、本当に自分の本心を自覚していないかも知れない。［もとより自覚には遠いこ

と。」自分を欺いているのかも知れない。〔当然欺いている。〕しかし自分の感ずるままでは、怠け者と人から思われることは耐えられても、働くふりをすると思われることは、耐えられない。たとえば誰かに頼まれて、物置から金槌を一つ取って来る時でも、先生のお部屋の前を通るのが、実に苦しいことがある。金槌一つ持ってさも働くふりをしていると、先生に思われはしないかと思って。

自分は、どんな些細なことでも、自発的にする場合には、人に対して気兼ねを感じないことはない。たとえば、盥《たらい》を上向きに置いて、底に水の溜まっている時、これをちょっと下向きにしたいと思っても、人から「利いたふうのことをする」と思われはしないかと思って、人の見ている時には、なかなか手が出せない。

〔自ら、自己中心的なもの、外見坊《みえぼう》、ヒネクレ者、自ら欺くもの等と自覚し、これを欺かず弁護せず、そのままに覚悟した時は、こんな取越苦労は、起こるはずがないのである。これを人前で隠し立てしようとするから、いつまでも、苦労が絶えないのである。〕

自分の病気は百分の一治った

この患者は、第五十四日で、その成績は思わしからず、中途で退院したが、七日の後、よこした手紙が、次のようである。

「(略) お宅の門を出て、世間にぶつかってみて、はじめて自分が、以前の自分と、非常に変わっていることに、気がつきました。今までは、自分とは全く無関係で、自分独り除外されているように思われた世間が、今では、自分を迎える温かい慈母の懐のように、懐かしく感じられました。……家に帰ると、兄の小児らが、大喜びで、飛びついてきました。つい二カ月前までは、うるさくてうるさくて傍に寄られるのも厭だった、この鼻垂小僧どもが、なぜか、可愛くて耐りませんでした。十年以来、口一つきいたことのない父とも、話をする。もう何年か行ったことのない村の伯母さんの家へも行く。とにかく、私は二カ月前の私ではないように思われます。

しかし、私の対人恐怖は、まだまだ良くなっておりません。現在は、まず百分の一くらいは、良くなったかと思われます。帰りの汽車中で、なぜ、全治するまでいなかったかと、大変に後悔しました。引き返して、もう一度、ご厄介になろうか、と思ったほどです。そうして、入院の二カ月を、あまりに放縦に過ごしたことを悔いました。もしあの時に、もっと規則を真面目に守ったならば、今頃は、どんなに良くなっているだろう、と残念でなりません。(略)……」

[現在の心境が、以前と著明に変化していることは事実である。自分の対人恐怖が、百分の一治ったというのは、誇張した抽象的な考え方である。神経質の患者が、常に自分の容体を家人等に細々と訴えるのは、自分が、周囲から、病人として大切に待遇してもらおうというためであり、治ってもなかなか容易に、治った、といわないのは、また再発した時の用心のためである。ここ

で百分の一というのも、自分を完全の上にも完全に治したい、人から大事がってもらいたい、という下心である。これがもし、十の容体が一つ治った時、その一つを欣び感謝すれば、たちまちにしてその全体が治るようになるけれども、十の容体が九つ治って、その一つを苦にやみ、不満をもらす時には、たちまちにしてその全部が、再発するようになるのである。」

6　ある女に対して恥かしい男（対人恐怖）の診察

四十五歳、荒物商、対人恐怖。

同胞八人のうち、第一子。教育は、中学卒業、成績は上。徴兵は第一乙。二十三歳結婚。子九人あり。二十五歳蓄膿症の手術をし、三十歳胃アトニーに罹ったことがある。酒は晩酌二合、喫《きっ》烟《えん》する。

本症は発病以来四、五年で、事業が閑になる頃から、著明な動機がなくて、親戚、知人の女の人に会うと、何となくきまり悪い感起こり、震え、心悸亢進、発汗があり、顔が赤くなって、口もきけなくなる。それで、自分の心持ちが、相手の人に知られはせぬか、と苦心する。自分で、どんな態度をとってよいかわからなくなる。今まで、別に治療、修養等したことはないが、フロイト説を読んだことがある。日常生活は、晩十時に寝、朝六時起床、店に出て働いている。

昭和六年九月、診察。

現在、体格は強、栄養良、脈八十四、心肺常、膝反射常、皮膚画紋症尋常等で、身体的に異常はない。

＊

問　女の人というのは、一定の人ですか、一般にですか。

答　四、五人の人です。

問　年齢は、いくつくらいですか。

答　三十くらいから、五十くらいまであります。

問　男が、女の前で恥かしいたって、差支えないではありませんか。それがなぜいけないのですか。

答　いや、自分のさまざまな醜態が、相手に野心でも持っているように思われはしないかと思って、辛いのです。

問　しかし、何も疚《やま》しい悪いことをしなければ、差支えないでしょう。

答　いえ、それはもう断じて、そんなことはありません。私は品行上、けっして少しも疚しいことはありません。

問　あなたは、それらの人に対して、好きとか気があるとかという心持ちのあることを、自分で気づきませんか。

答　いえ、私はけっして、野心などはありません。不品行などは、断じてありませんから。

問　でも、あなたが恥かしいというのは、それは、色気があるからのことです。色気がなければ恥かしいはずはありません。あなたは、金持ちや偉い人の前に出ると、恥かしいことはありませんか。

答　やはり、それは恥かしいです。

問　その通り、よくおわかりです。それで、貧乏人や目下の人に対しては、さほど恥かしくないでしょう。

　金持ちが恥かしいのは、自分が、金が欲しいからです。偉い人が恥かしいのは、自分が、つまらない人間でありたくないからであります。

　恥かしいというのは、人から良く思われ、偉いと見られ、好かれたい心であって、すなわち悪く思われ、つまらないものと見られ、憎まれたくない心であります。

　乞食などには、少々悪く思われても、あまり痛痒を感じないが、金持ちには、その人に好かれ、偉く見られると、もしかしたら、自分に幸福を分けてくれるかも知れない、という見込みが、多分にあります。このところにねらいをつけるのを、野心とも申します。しかし、普通の人は、こんなことまでは気がつかず、すなわち自覚せずして、ただ漠然と恥かしみを感じ、何かに遠慮勝ちになることは、金持ちと乞食とを比べると、ハッキリとわかります。

答　なるほど、そういわれると、その通りわかります。

問　同じ金持ちや偉い人でも、他人では、自分と無交渉であるから、何でもない。知人で身近くなるほど、恥かしさが増してくる。

　そんなら、そのようなことは、良くないことかといえば、そうではない。われわれは、金持ちになりたい、偉い人になりたい、と思う心のあるほど、立派な人であります。

　これと同様に、色気があるとか、女を好くとかということも、それが多いほど、人間味があり、立派な人間である、ということになります、兼好法師も「色好まざらんものは、玉の杯の底なきが如し」と申してあります。

答　しかし私は、けっしてその女が好きで、どうしたい、という気持ちは、少しもありません。疚しいことは、けっしてありません。もし私が、その人に気があって、悪い噂が立つとか、その人に迷惑をかけるようなことがあっては、なりませんから。

問　いや、女は、あなたにでも、誰にでも、人に好かれることを喜んで、それを嫌うものはありません。その証拠には、女は化粧をします。もし女が、夫にばかり好かれて、他の人に好かれるのが嫌ならば、外出の時は顔を洗い、お白粉をおとして行くべきはずです。しかも盛んに化粧するのは、多くの人から好かれたいためです。

あなたも、女の人を好けば、その女の人は、迷惑に思うはずはありません。

ただし注意すべきことは、いくら金持ちになりたくとも、詐欺や泥棒をしてならないように、いくら女を好いても、女をそそのかしたり、姦淫というものをいたしてはなりません。

答 なるほど、わかりました。私はけっして不品行なことをしたことはありません。

問 世の中には、金の欲しくない人も、十人に二、三人はありましょう。その人は、「宵越しの金は使わぬ」というふうに、金があればすぐ使ってしまいます。色気のない人も、またポツポツあります。また金が欲しくてすぐ泥棒する人も、色気があってやたらに姦淫する人も、稀にはあります。

ソクラテスを、ある人相見が見て、淫乱の相がある、といったことがある、ソクラテスの弟子が、非常に憤慨して、ソクラテスにこのことを告げ口したところが、ソクラテスは、なるほど、自分はその人相見のいう通りだ。ただ、自分は、慎んでそんなことをしないようにしているだけである、といったとのことであります。

金が非常に欲しくて、しかも、不正の行いがなく、非常に色気があって、しかも品行方正であるというのが、世の中に最も偉い人であって、金気も色気もないものは、ただの愚者、鈍人であります。

それであなたも、恥かしい心の強いほど、立派な人です。自分は気が小さくて、恥かしがりでいけないとか考えるのは、自分は偉い人になりたい、立派な人間になりたいと思う心が強いといって、悲観するのと同様であります。

答 なるほど、よくわかりました、何だか、気が軽くなったような心持ちがします。それでは、別に薬を飲む必要はありませんか。なお苦しい時に、別に心の態度をどうすればよい、とかいうことはないでしょうか。

問 別に病気でないから、そんな必要はなく、心の態度とかいうものもありません。ただ、自分の心は、かくかくのものである、人情はこの通りである、ということを深く知れば、それだけでよいのです。そのことを自覚と申します。

赤くなったり、汗が出たりするのは、恥かしい時の反応であって、梅干を見た時、唾が出たり、うれしくて笑い、びっくりして腹がつりあがる等も、同じことです。それをどうすることもできません。ソクラテスでも、自分の好きな女の前では、赤くなります。うれしい時は笑います。喜怒、哀楽は、人情であるからであります。

答 わかりました、有難うございます。

7　エロ行為の自責苦悶

浦島半太郎。四十二歳、文学士。

従来、著患に罹ったことはない。

昨年暮から過度勉強をつづけた結果、今年三月半頃から左耳鳴（むしろ頭のうちが鳴るよう）に悩み、寝つき悪く、安眠ができず、多夢になった。医者からは、神経衰弱であるから、静養しなければならないといわれ、四月以来、業務を離れ、ブラブラして、日を送っている。

今から十余日前（五月末）ある夜、フトしたことから、妻と思いちがえて、自分の十九歳の娘に対し、エロチックの挙動をしかけた。しかもそれは、ただ、後ろから肩に手をかけただけのことである。その時に「お父さん、何をなさるのです」と振り向かれた時は、あたかも心臓を刺し貫かれたように感じたが、わずかに「母ちゃんと間違えた」ことを言いわけして、その場をのがれたのであった。

その後、自己の不道義の自責の念に堪えず、ある時は、娘が無邪気、快活に自分と話するのを見て、心を安め、あるいは娘が同じ食卓にこない時に、不安を起こす等、常に気をもんでいる。自ら気を紛らせ、あるいはわずかばかりのことをと思い捨てようとし、そんなことはかまうものかと考え直していても、夜分など、時々、腹から胸にかけて、何か黒いものが込み上げてきて、同時に身体が痛み、はなはだしい時は全身、針で刺されるような感があり、ますます不眠に悩まされるようになった。

今まで医者にかかり、アダリン、ヴェロナール、臭素剤等を服用し、手島式体質改善法等をやっている。

患者は、体格強健、栄養佳良、身体的に異常なく、衰弱症はない。問診は、大要を次に記す。

＊

問　腹から、黒いものが上るというのは。

答　黒いといっては可笑《おか》しいけれども、重いとも苦しいとも何とも形容しがたいものです。

問　それであなたが私に対する質問、もしくは要求は、何ですか。

答　はじめは、不道義の自責の念に駆られて苦しみましたけれども、今は、そのことをあまり気にとめなくなったにもかかわらず、特に夜、苦しくなり、不眠に悩まされることは、どうすれば治るでしょうか、どんな心がけになればよいでしょうか。

問　あなたは、それをどうお考えですか。あるいは病気のせいとでもお思いになりますか。

答　やはり、はじめに神経衰弱のところへ、今度の事件のために、ますます神経衰弱が増悪したものかと考えます。

問　イエ、それは、はじめの耳鳴や不眠も病気でなく、また現在の苦悩も、けっして神経衰弱や何かではありません。あなたの現在の胸内の苦痛は、いわゆる「心にかかる雲」で、それが黒雲で、波上に起こる龍の渦巻のように、急激にムラムラと巻き起こるものであります。それは、苦痛の結果に起こった神経衰弱ではなく、自責苦悩の龍巻そのものであります。たとえば、ビックリの時に、下腹が引っ込み、胸がつり上り、呼吸がつまる。それがビックリそのものであって、もし呼吸がつまる等のことがなければ、ビックリすることはできません。あなたがはじめの時、心臓を刺された感じとか腹から重苦しいものが込み上げるとかいうものがなければ、自責というものもありません。

答　しかし私は今、自責の念は、ごく少なくなったにもかかわらず、胸内の苦悩が、偶然に思いがけなく起こり、ますます悪いようになる、というのは、どういうわけでしょうか。

問　たとえば、人が、足元から鳥が立って、ビックリしたとします、その後、ビックリの元はわかって安心したが、これを機会として、その時から、各々の人により、あるいは呼吸のつまる恐怖、あるいは心悸亢進、あるいは頭がガンとして錯乱するような恐怖等に捉われて、はなはだしいのは五年、十年等、その恐怖に悩まされることさえもあります。もしこの時に、たんに純なるビックリそのものになりきって、そのままで過ぎたならば、ビックリそのものの現象として起こる種々の身体的状況には、何の気もつかずに、平穏に復したはずであります。

あなたも、これと同様に、たんなる自責そのものになりきることによって、自己の苦痛の状況を観察批判して、これを逃れようとする考えがなかった時には、自責の念の薄らぐとともに、その苦悩もなくなるものであります。

答　私も、この自責の念がなくなり、これを忘れることができれば、この苦悩もなくなることと思います。催眠術などでこれを取ることは、できないものでしょうか。

問　それは、できないとはいえませんが、きわめて困難なことです。このような事件は、そそっかしい心の過失から起こった精神的な大怪我である。その負傷は、膏薬や繃帯《ほうたい》で蓋だけはしても、その傷の癒えるまで一定の時日を待たなければ、けっして催眠術や何かで、その傷をなくすることはできないのであります。

＊

答　それでは、どんな心懸けになれば、これを治すことができますか。

問　まず他の例を取ってお話しします。それは、現在あなたの苦悩、そのことに対しては、直接にお話ししても、その苦悩の感情に支配されて、正しい理智をもって聴くことができないから、これに似た他のことをもってこれをよく理解し、その後に、このことをよく自分の現在の状態にあてはめて考えれば、わかりやすいからです。すなわち私の話しする間は、まずそのことの心持ちになって、よく玩味《がんみ》して聴くことが心要であります。自分の苦痛のことばかりを考えていてはいけません。今たとえば、あなたが電車の中でスリにガマ口を取られたとします。その時にはあなたは、どんな心持ちになりますか。

答　そんなことは、もう仕方がないから、早くあきらめるようにします。

問　いや、そう簡単にやっつけても仕方がありません。もしそのようにいくものならば、あなたの現在の自責でも、無教育の兄貴のように、手っ取り早く思い捨ててしまえばよいわけですが、一通りの常識のあるものは、そう容易にはできないではありませんか。

答　それはそうです。

問　スリについては、まず自分の不注意、愚鈍、すなわち劣等感を起こし、すなわちくやしがります。第二に、将来ガマ口を取られない用心はどうすればよいかの理智的工夫が起こります。第三には、くやしい感情の発散のために、何とかしてスリをつかまえたいという心のはずみが起こり、電車に乗るごとに、まずあやしい目つきの人を見まわすようになる等であります。

この三つの心持ちが、順々に、あるいはこんがらかって起こり、心にムシャクシャの不快気分を起こして苦しいのであるが、たんにそのあるがままの心になりきり、その苦痛のままに忍受していれば、感情の自然の経過により、普通の人ならば、一週間も経てば忘れてしまい、修養の積んだ人ならば、純に、その苦痛になりきることにより、きわめて短時間のうちに、心から流転し、消失してしまうのであります。ただ白痴やズボラな無神経なものは、道徳的なことはもちろん、たんなる自己の災害でさえも、直ちに忘れてしまうものであるけれども、それは問題外のことです。

なおこのようなことは、自分の心の打撃の傷の大きさによって、その癒える日数の違うもので、わが子の死には数年、かの大震災は三－六カ月、スリに遭ったのは一週間というふうで、あなたのような場合ならば、普通の人は三、四十日くらいで、大体は落ちつくことかと推測されます。

答　今の私の気持ちでは、なかなか忘れられそうにもありません。ますます苦悩が増して、胸は苦しく、不眠はますます悪くなるようです。

問　も一度、スリの例を取ります。あの時に、全体のくやしいという気分そのものになりきらずに、あの三カ条のどれか一つに捉われ、あるいは自分は劣敗者で、将来一人前の人間になることができないと悲観を重ねるとか、あるいは道を歩くにも、すべての人の眼がギラギラと泥棒のように視《み》えて困るとかいうふうに、その一つことにのみ執着する、いわゆる強迫観念の形になって、前のスリのくやしいということとは、全く独立した別々のものになって、幾年経っても治らないものになってしまうことがあります。

答 私も今は、その胸の苦しいことと、不純の悩みとに捉われるようになっているかも知れません。

問 なかなかよくおわかりです。こんなふうにわかりの早い人は、少ないものです。

それであなたは、現在、当然自責の念に駆られているはずです。それが、あなたの本心でなければなりません。で、まず自分の不行跡と、軽卒とを悔います。すなわち自分が、今まで正義であり、善人であったならばよかろうに、とかいうふうに考える。第二には、あなたのお嬢さんに、自分の失態を悪く思われないように、すなわち誤解されないようにありたいと思う。第三には、お嬢さんに対して、自分の正義心や善良性を示して、前の失態を差引し、罪障を消滅させようと工夫する心が起こるでありましょう。この全体をひっくるめて、自責の苦悶と称してもよかろうと思います。

この本心になりきったのが、自然の心であり、人間の本心ではないでしょうか。少なくとも、私の心は、この通りであります。このような時には、お宅にいられる間は、お嬢さんの一挙一動にも、心懸りになり、種々機嫌取りの方策も、出て来ることでありましょう。

この心持ちになりきった時は、心はその方にのみ向いているから、自分の胸苦しいとか不眠とか自分の心の内面的なことを観察する余裕がないのであります。胸苦しいのは、自責の苦悶そのものの現象であって、普通の人の考えるように、その結果として起こるものではありません。

も一つ、簡単な例を取れば、自分の子供が重病になる。死にはしないかとやるせない苦悶に襲われます。すなわち一心不乱に子供の容体を見つめて、あらん限りの世話をします。一歩誤って、自分がこのように苦しくなれば、自分が気が狂い、あるいは倒れるかも知れないと考えれば、それは子供が可愛いのではなく、自分が可愛いので、実際には、その苦しみは軽微であって、すなわち身体に障ることもない。これに反して、子供の心配をする時には、苦悩の自覚は少なくて、実際に急激に、身体が衰弱するのであります。

あなたの現在の状態も、むしろ子供の心配ではなくて、自分の身体の取越苦労ということに帰着するのであります。

答　自分では、別にそんなつもりはないですが……。

問　側腹から胸の方へ、あるいは棒のようなものができ、あるいは球のようなものが込み上げてきて、咽頭がつるように苦しくなり、はなはだしいときは気が遠くなるというようなものを、昔から、ヒステリー球と名づけてあります。これは、何かの感動が動機となって起こり、発作性に起こるようになることが多い。

あなたの場合でも、あのことからこのような病気が起こったと考えて、この後、あなたがこの病をのみ苦にするようになり、一、二年も経てば、その原因は忘れてしまって、なかなかこれを思い出すこともできないようになります。

この時に、フロイトは、精神分析法により、このような精神的打撃の原因を探り出して、神経病は、常に必ず性的な感動から起こるものと主張します。あなたの場合は、フロイト説に相当しますけれども、私はこの説に反対で、けっして性的に限ったことはない。死の恐怖でも、病気の心配でも、人に憤慨した動機でも、何でも起こるものであります。

答　しかしこの病気は、それほど、幾年もかかって、治らないものでしょうか。現在のこの苦悶がつづいたら、とても身体はもてなかろうと思われます。

問　イヤけっして、そんなことはありません。あなたの随意で、いつでも治すことができます。

フロイトの方法は、その精神分析により、性的原因を発見して、患者に委《くわ》しくその心底を打ち明けさせて、これと発病との関係を解説し、納得させることによって治る、といいます。すなわちあなたのような場合ならば、分析の必要はなく、そのままの打ち明け話によって治るはずであります。

私の療法は、それと違って、きわめて簡単です。で、原因の不明な場合は、強いてその原因を追究する必要はなく、ただその恐怖なり、苦痛なりに、そのままなりきればよいのであります。

またあなたのような場合には、現在のあなたの、本来の心のままに、自責苦悶の心になりきれば よいのです。ちょうど、自分の子供の病気の時に、ただ一心にその病気を心配して、世話すればよいのと、同様であります。

問　そのなりきるというのは、どういうふうにすればよいのですか。

答　そのなりきるのに、どうするという手段があるはずはありません。前にお話ししたように、自責の時に起こる三カ条を、時と場合とに応じて、種々考え廻らすことに、自然そうなればよいのです。

これと反対の場合を申し上げると、わかりやすくなります。それは、一口にいえば、自責の苦痛から逃れようとするために、この自責を否定し、自己弁護し、あるいは罪を他に嫁そうとするとかの工夫をすることであります。ちょうど、子供の病気の時に、自分の心配を逃れるために、家を捨てて旅行したり、あるいは子供のためにならないと知りつつ、目前の気安めのため、食べさせてならないものを食べさせるようなものであります。

また懺悔ということがあります。それは、自分の罪を悔いて、それから受ける当然の罰を覚悟し、甘受することであります。しかるにこれが、一歩誤ると、罪を逃れ、苦痛の重荷をおろすために、懺悔の形式を採り、人に打ち明けることがあります。これは誤った宗教の形式による時などに起こることがあります。習慣性窃盗犯などが、監獄で、教誨師の説教に感服し、懺悔の告白をしたのはよいが、放免の帰り途に、フトしたことから、窃盗をすることがあります。

懺悔は、罪を覚悟することで、罪を逃れるためではありません。その出発点の相違から、大きな偽善が起こるのである。しかもこの懺悔は、打ち明けるために、かえって人を誤り、家庭をみだし、社会を毒することがあります。たとえば、便通のことは、中国の郊外では、中国人が通行人の見えるところで、平気でやっていることがありますが、これはなるたけ公開にせずに、秘密裡にした方がよさそうに思われます。性的なことも、そうです。これを公開すれば、風俗壊乱罪に問われるのであります。このようなわけでありますから、われわれの人に対する一挙一言は、われわれの日常のことでも、あるいはあらわに、あるいは間接に、あるいは秘密に発表することに対して、常に思慮を伴うだけの苦心がなければならないわけであります。弘法大師の般若心経秘鍵に「吾れ未だ知らず、蓋《けだ》し言う可きを言わざるか、言うまじければ言わざるか、言うまじきをこれを言えらん」といって、その心経の講義にも、言って良いか悪いかということに迷ったことを、こんがらかって、言いわけしてあるのであります。

答　なるほど、少し難しいけれども、少しわかったようです。今まで修養とか、道徳とか考えていたこととは、根本的に違っているので、大いに悟るところがあったように思われます。

問　それであなたが、もしいたずらに、自分の苦痛を廻避せず、姑息の彌縫《びぼう》をせず、フトしたことから滑り倒れて大怪我をした傷の、当然の痛みと思い、その罪の苦痛を忍受し、はじめにお話ししたように純なる本心から、自責の念に駆られながら、日を経ていれば、スリに遭った傷は一週間くらいで癒えますが、あなたの傷の模様では、三、四十日あまりかからなければ、スッカリ癒えることはできないかと思います。胸苦しいことも、不眠も、当然の痛みとして忍受する覚悟さえつけば、けっして、幾年もかかる持病となるようなことはありません。

答　有難うございます。家に帰って、よく考えて、実行してみます。

8　対人恐怖の診察

二十八歳、数学教員。

二十歳頃から、性的煩悶がある。三年前から、人前に出ると自分の挙動が変になり、妙な奴だと思われはしないかと苦になる。予期恐怖がはなはだしく、そのため、三年前から、退職したままである。

昭和九年十月、診察。

*

問　教職を三年やめて、苦しくはありませんか。

答　苦しいです。

問　欲望と苦痛とは、相関関係であって、けっして別々に考えることはできません。一円の日当よりも、十円の日当を取れば、大抵の苦痛は平気になります。職業をいつまでもやめていてはきりがない。出世したいという欲望がなくなれば、けっして強迫観念の苦痛のなくなる時節はありません。安楽に静養すれば治ると思うのが、常識的な大間違いです。一般には、これを治そうとする方法をする間は、十年でも、二十年でも、けっして治ることはありません。

食欲が乏しければ、何となく活気がないように、性欲の減退があると、肩身が狭いようで、対人恐怖に関係があります。しかし、性欲が強過ぎても、野心が多くて、やはり対人恐怖の起こることもあるから、どっちにしても同様です。ただし、この対人恐怖は、性欲とは無関係に、これを治すことができます。今までどんな療法を試みましたか。

答　一昨年十月、◯浜で二カ月ばかり、注射を受けたことがあります。多少効果はあったようですが、一時的でありました。

問　その効果が、どうして起こるか、実際に効果があったかどうかということは、なかなか簡単には、批判ができない。ともかくも、薬物で根治ということは、想像のできないことであります。

（その他、性的煩悶に対するつっこんだ問答があったけれども、読者にかえって有害であるから、略した。）

答　『根治法』を読んで、理屈はわかりますが、実行ができません。

問　あなたのいうことは、結局、本を読んでも、対人恐怖が治らないということでしょう。それは、夏は暑いという理屈はわかったが、どうしても涼しいと思うことはできないというのと同様です。暑いのは、どうしたって暑い、人前では恥かしい、きまりが悪い。それはわれわれの心の事実であるから、どうすることもできない。どう思えばよいかということはない。耐えなくとも、思っても思わなくとも、暑いことに相違はない、また、たとえば、急に発熱して四十度になったとする。苦しい。どうしたって、苦しいことに相違はない。これをどう考えればよいかと、理屈をいえばいうほど、ますます苦しくなるばかりである。

答　諦めるんですね。

問　諦めることはできない。諦めることができれば、苦痛でもなければ欲望でもない。われわれは偉い人になりたい、金持ちになりたいと思って、あらん限り勉強する。各々、分相当の標準を立てて、見きりをつける。これは理智的な判断であって、欲を捨てるのではない。その証拠には、一万円の財産ができれば、二万円にしたくなり、「欲の袋に底はない」というふうに、財産が増すほど、欲は強くなるのが、普通の人情である。

「諦めがよい」というような人が、世の中にあるように思われるのは、それははじめから欲がなく、苦労は少しでもいやな人で、ただ、濡手に粟で儲かればよいけれども、そうでなければいやという意志薄弱性の無頼漢である。死は恐ろしいのが人情であるが、面白半分に、三原山で飛び込む人もあると同様である。

神経質は、けっして、こんなことのできない人であって、諦めることのできない人である。われわれは、人生の実際において、諦めることのできないものであるということを、明らかに自覚することができれば、ただあらん限りの努力をするより、ほかに途がないということがわかる。

夏は暑いから、外に出ない。人前は苦しいから、孤独の生活をする。われわれは、そうしていることができるかできないかを考えてみるとよい。買いたくて堪《たま》らないものができると、その欲望と、暑い苦しみとを取りかえて、買物にも行くことになる。また一円なり十円なりの金は惜しいが、その品物の欲しさに比例して、金の惜しさと取りかえる。強迫観念患者の考え方は、すべての場合に、金なしに、自分の好きなものを買おうとする工夫のやり方です。

答　わかります。

問　あなたは感心に、よくわかります。

先ほどあなたは、電車の中で、人の顔を見ることができないといわれたが、電車でもどこでも、人からじろじろ見られては、見られる人はいやなことです。あなたは、人から見られることが気持ちがよいですか。もしよくないとすれば、なるだけ人を見ない方がよい。これを同情という。神経質は、自己中心のために、人の迷惑を考えることが少しもできなくなる。

答　つまり苦痛ならば、人の顔は見ないでいいですね。

問　そういってはいけない。人の顔は、見るもの見ないものとか、決まったものではない。われわれは歩くのに、足を挙げればよいさげればよいとか、決めているのではない。自然にスラスラと歩いて、何寸くらい足を挙げているかということさえも知らないのです。

また、たとえば、目の前に不意に石が飛んで来る。ハッとしてよける。本能的な反射運動で、微妙なものです。石が飛んで来ればよければいいですかと問うては、ダメです。「電光石火の機」といって、間一髪、判断を入れる余地があったら、石は頭にあたります。撃剣などをやった人は、この間のコツがよくわかります。

答　やはり苦痛は苦痛として、受け入れたらいいんですか。

問　またそういってはいけません。受け入れようが、受け入れなかろうが、ふりかかった苦痛は、どうしても苦痛です。あなたのその高いカラーは、窮屈を窮屈として、受け入れようとせずに受け入れている。あなたは、カラーをはめる時、苦情をいいましたか。

答　いいえ。

問　そういうのを受け入れたといいます。僕は昔、カラーに苦情をいいました。今にもいいます。西洋人というものは、余計な窮屈なことをするものだ。なぜ日本人は、こんないやなことをまねしなければならないのかと、不平をこぼしました。しかし普通の人は、そんなことをいわずに、素直に忍受して受け入れている。そして少しも、苦痛と感じない。あなたは、そのようなカラーを、窮屈として受け入れているのですか。
答 わかりました。窮屈だろうといえば、そう思いますが、常には、何とも思わないですね。
問 カラーのことでも、暑さでも対人恐怖でも、皆受け入れるとか任せるとかあるがままとかいったら、その一言で苦しくなる。理屈をいえばいうほど、そのことに気がつき、心が執着するようになる。

今、あちらの大工の音が、相当にやかましい。しかし、それをあなたは、僕に今いわれるまで気がつかなかったでしょう。それは当然のこととして、うるさいのを受け入れるとか何とか、批判をしないで、そのままになるとか何とかいわずに、そのままになっていたからであります。それで、その苦痛の方はそのままにして、自分の欲望に従い、四角八面に働くようになったら、一方の性的な方も、自然に調節されて治るようになるから、不思議です。ただこれを治そう治そうと工夫している間は、けっして治らないのであります。

今あなたの採るべき道は、ほかにはない。何でも職業に就いて、少しでも出世するように努力するか、それができなければ、入院して精神修養するか、その二道であります。

あなたは、一年休んだ時と比べて、三年休んだ現在は、かえって悪くなってはいませんか。
答 悪くなっています。
問 それでも、よくわかるはずです。逃げれば逃げるほど、静養すればするほど、悪くなります。

9　腋臭恐怖患者の日記

二十六歳、会社員。昭和十年六月六日、初診。二十一歳頃から、腋臭《わきが》を気にするようになった。昨年五月、外科的手術を受ける。

*

六月六日　……自分は、会社へ出る前に、毎朝、洋服に香水をかける。これでいくらか悪臭を消し、人に悪感を起こさせないで済むと思うからである。

電車では、毎日ほとんど腰をかけずに往復する。立っていれば、自分で、嫌がる人の側から離れることもできれば、また先方も、嫌ならば歩いて行くことができるからである。周囲の人々が、鼻をクスンクスンさせると、気がもめて汗をかいてしまう。

会社へ行ってから、私はいつも、時間の始まるまでは、腰をおろさない。隣席のA氏は、四十二、三歳の人で、私は、この人に気兼ねして、非常に苦しむ。A氏はまだ来ていないが、この人が来て、私がすぐに立ち上がるのも変だ、と思うから、私は坐らないでいる。

A氏は時々、鼻をフンとやって、嘲笑的に私を見る。知らん顔をしているけれども、その実、そのたびごとに、私はカッとして、身体が熱くなる。午後になって、仕事に飽きてくると、A氏は、机の端の方に寄って、私の方に背を向けている。このような態度に出られると、私は、極度に赤面してしまう。血がズーッと頭に昇っていく。背中に汗が出てくる。一時間半ごとに十分の休みがあるが、この時間が来ると、私は、便所に行ったり、茶を飲んだりするために、立って行って、ベルが鳴るまで席に着かずにいる。このようにして、私は、だんだん圧迫された気持ちになって、話をしたくない。

地金をさらけて

六月七日　……昨日、先生のいわれたように、私は、地金のままに、自分を見てもらえばよいと思うから、電車の中で、人が来ても、自分から位置を変えなかった。しかし自分が考えるほど人が嫌がっていないような気もする。……今日は、A氏は、すでに来ていた。自分は今さらA氏に良く思われたい、などという考えはないつもりだけれども、それでも、自分の席に坐る気になれない。例の通り、時間の来るまで、何かとしている。時間が来てからは、とにかく、何と思われようが、それは勝手だというふうに考えているので、割に気持ちが楽だった。……午後には、相変わらず、氏の態度のために、非常に苦しんだ。これは一つには、午後になって、非常にむし暑くなってきたのにもよるのである。……

六月十日　……今日は、起きた時から、何となく悪いことの起こりそうな予感があった。……A氏の態度は、昨日と変わって、非常にひどい。馬鹿にしきっているようである。用事があっても、口もきかない。書類が到着すると、一言もいわずに、私の机の上に放り出す。隣の人と何かいっては、私の方を見て目で笑う。私は、何だ今に見ろという気になる。……

六月十一日　……自分には腋臭がある。いかに嫌がられても、それは仕方がない。嫌がる人に対しては、誠に相済まないわけではあるが、自分としては、まずご免蒙って、生活していかなければならない。もしそうでなければ、自分は、生活していけないのである。……

電車や会社等で、自分は、嫌がられると決めてかかるから、本当にあるよりも、臭気を十倍もひどくする。もし自分が無関心でいれば、ほとんど臭いのないものであるということは、自分にも信じられる。で、私は、自分の腋臭に対して、無関心になりたくてたまらぬけれども、朝起きるから晩寝るまで、少しもこれを忘れている暇がない。

今日は、姉と小供達とともに、博覧会に行った。途中で、姉の知合いの細君にあった。紹介されて、非常に恐縮してしまった。こういう時には、心がワクワクして、身体が熱くなってパッと汗が出る。どうしてよいか、全く考えが出なくなってしまう。……一緒に、電車に乗った。私は、風下の方に行った。勇気を出して、初対面の夫人には、私はこの通り腋臭がございますと打ち明ける代りに、並んで立ちたいと考えたけれども、私には、それができなかった。……

散髪に行く。平常は、非常に苦にしたが、どうせ散髪屋は、俺の腋臭のことを知っているんだから、今さら良く思われることもない。まずご免蒙ると思って、腰をおろしたら、ほとんど平気でいられた。不思議に今日は、できがよい。これから、ずっとこの調子であってくれるとよい。

……

六月十二日　……空いた電車であったので、腰をおろした。直ちに、乗客が一杯になった。非常に暑い。おまけに、隣席の人が盛んに気にして、妙な素振りをするので、非常に困ってしまった。ああ、立っていればよかったと思った。会社に出てからも、血がおどっているようで、非常に汗が出るのを覚えた。昨日考えたようなご免蒙っていようというような心持ちは、起こり得ない。できの悪い日だ。

五時に帰宅して、A氏の宅を訪問して、自分の苦労を打ち明けようと思い、食事後、直ちに出かける。妻君が出て来て、話をしているところへ、氏が上って来た。早く妻君が行ってくれればよいがと思っても、妻君がなかなか去らない。そのうちに、弟という人に紹介されてしまった。

そのうちに蓄音機を出してきて、盛んにやる。ついに、十時半に帰るまで、話をする機会を失ってしまった。何だか、いわないでよかったという気持ちで、帰って来た。

六月十三日　……今日は、白靴をはじめて穿《は》いて行く。会社で、皆が見るので変である。こうした時にも、妙に心が落ちつかない。A氏は、昨日訪問したせいか、愛想がよい。先生が「自分から近づいていけば、A氏も、けっして不快なことはない」といわれたことを思い出した。

自分は、世人に対して、不快の感を起こさせるのは、私が不道徳をしているのではあるまいか。私が悪意で人を困らせるのではないけれど、その事実が不道徳かも知れない。私は常識のないために、こんなことにも判断がつかない。ほとんど一日中、心持ち悪く暮らしたが、A氏は、割に平気でいた。

自分がつくり出したもの

六月十四日　……自分が平気でいると、A氏の様子にも、少しも妙なところは見出せない。時々鼻をクスクスやることもある。嫌な顔をして、身体を私と反対の方に向けて仕事することもあるが、これが当り前だ仕方がないと思うと、自分にも、心のゆとりができてくるようだ。……

六月十八日　……先生のお話のうちで、一番感じたことは、私の考えていた悟ろうとすることが実は迷いに深入りすることであるということであった。自分が、人から嫌われるということは持って生れた身の不幸である。いかに治療しても、治らないとすれば、もはや嫌われるままに、その運命に忍従しなければならない。……

六月十九日　……朝のうちは、非常に好成績であったが、午後A氏とSとが、盛んに皮肉をいう。涙が出るほど苦しかった。いっそう、会社をやめようかと思う。しかし、生活のため、勤めていかなければならない。悲惨な生活だ。一日も早く、商人になった方がよいと考えた。……

六月二十日　……私が、A氏に対してすまなく思うのは、けっして自欺ではないと思う。もしA氏の隣席が私でないならば、A氏は、少しも不快な日を送らないで済むのだ。ただ私は、最善の努力をして、皆の手助けをして、人一倍働いていくよりほか、仕方がない。午後に、夏の手当が出たので、両親の家に寄り、父に商売でもさせてくれるように頼んだ。……

六月二十一日　……今日は努めて、A氏と雑談した。私が話しかければ、A氏も、けっして避けようとはしない。私が避けているのだといわれた先生のお言葉が思い出された。私が話しかけるのは、A氏に、鉄面皮な奴だと思わせはしないかという考えも起こった。これは、私の心のヒネクレであろう。明日から、努めて交際を求めることにしようと思った。……

六月二十二日　……朝から、A氏と話をするように努めた。大変よく話ができる。そのせいか自分も心持ちがよく、腋臭のことも気にならない。……帰りの電車の中では、腰をおろした。両側の人が、盛んに気にするので、自分も気になる。恥を公然にするということは、かなり苦しいことだ。……

六月二十三日　……今日は、電車でも会社でも、大分嫌な顔をされた。嫌な顔をされるのが、当り前だと思っても、全く閉口して、席にいたたまれないようになる。お茶を飲みに行った間に、皆が、私の悪口をいっているように思う。この考えは、果して正しいかどうかわからないが、皆の平常から見れば、きっと噂くらいは、確かだと思う。……

独り角力に過ぎない

六月二十六日　……電車が、呉服橋のところに来た時に、A氏が歩いているのが見えた。私は、フトこの機会に、A氏に打ち開けようと決心した。私は、電車から飛び下りて、A氏に挨拶した。そして直ちに打ち開け、毎日必ずや、自分の悪臭のために、閉口していられるだろうことを謝罪した。ところが、A氏は、先生がおっしゃったように「君そんなことを心配していたんですか。けっして臭いなんかわかりませんよ。君が昨年、手術する前にだって、ほとんどわからなかったくらいです。そんなことを心配することはありません」という返事であった。私は、実に嬉しかった。しかし私は、すぐに思った。A氏は一体に、口から出まかせをいう人であるようだ。今の場合、私が大真面目で打ち開けたので、驚いて、ああいう返事をしたのではあるまいか。しかしとにかく、A氏が非常に閉口しているのでないらしいことは、明瞭になった。

……帰路は、Ａ氏と二人きりになる。Ａ氏は「朝のことはけっして気に掛けなさんな。私は何とも思ってはいないのだから。悪い悪いと思っているのは、君のヒガミなんだ。たとえどうだっても平気でいたまえ。人間は少しズーズーしくなければ、世の中は渡れないからね」といった。私は全く有難く思った。これで、Ａ氏の私に対する感じがかなり明瞭にわかった。たとえ臭いがしても、Ａ氏は我慢していてくれるに相違ない。誠にすまないが、許してもらうことにする。

10　対人恐怖入院患者の日記から

1

純な心と悪智

二十六歳、農、対人恐怖（工業学校卒業）。

第三十九日（昭和八年十一月四日）　午前、先生は藤棚の手入れをなされながら、お話があった。

「心機一転とは、平生内向性の心が、次第に変化して、ある機会に一転して、外向的となることである。その手段としては、第一に、自分の病状をいわないこと、書かないことで、第二には、仕事に乗りきることの二つである。

それは第一は、いつまでも、同じことを繰り返していっていれば、けっして忘れる時節は来ないからである。黙っていさえすれば、忘れることは、案外早いものである。

第二の仕事に乗りきるには、ただ、自然の純な心から出発して、間違った理屈がなければよい。たとえば、今先生が、藤の手入れをしているところを見るとすれば、あの老体で高いところで危なッかしくハラハラするという感じが起こる。あるいは先生のような人が、植木の手入れをするのは、どんなことをするものであろうかというような好奇心が起こる。アレ、あの若い長い枝を切った。惜しいことである。どうして、あんな切り方をするであろうとかいう考えの起こるのは、すなわち純なる心である。こんなふうで、感心してわれを忘れて見入っていると、その枝の剪定の意味も次第にわかり、来年の花芽なども、明らかに区別ができ、教えられなくとも、その要領が覚えられるようなものである。

これに反して、『人は何でも知っておかなければならない。先生の見習いをしなければならない。頭を正密に働かさなければならない。働いていさえすれば、病気が治る。気を利かさなければ、また先生に叱られる』とかいうふうに考えるのを、悪智といって、先生のいわゆる『思想の矛盾』であって、少しも進歩のない、融通の利かぬものになって、けっして仕事そのものになりきることはできない。今日の詰め込み主義の教育が、すべてこの悪智であって、教育を多く受けるほどますます働きのないものになってしまう。ここの入院患者の実際を見れば、この関係がよくわかるのである。」

後にまた、先生の外来診察をお聴きする。二十余年来、毎月その半分は、疲労と悲観とで、ほとんど仕事ができなくなるという婦人患者である。この人は、最近、先生の数回の診察で、元気に働くようになり、以前のようなことが全くなくなったとのことである。この神経質患者は、皆思い違いから起こるものであるから、その思い違いということが、自分でなるほどと会得されれば治る。すなわち二十年でもただの一年でも、これがわかりさえすれば、同様に治るのである。これがわかるのは、ただ先生のいうがままに素直に実行し、体験しさえすればよい。素直な人は、入院しなくとも治るし、強情な人は、入院しても、なかなか治りにくいのである。

あっさりした人は、いうことをききやすいが、ヒネクレた人は、なかなか難しい。小供は、皆が笑っていれば、ツイ釣り込まれて笑ってしまい、後で「何が可笑《おか》しかったか」と、理由を聞くというようなことがある。ヒネクレたものは、その可笑しいという理由を納得しなければ、けっして笑わないというふうである。こんな人は、なかなか治らない。

第四十日　食事中、先生が片岡さんに話されたことのうちに、こんなことがあった。

「何月何日に彗星が出るという天文学者の測定は、今日の教育あるものは、皆これを疑わない。入院四十日で、神経質が治るという先生の測定も、天文学者と同様である。もしそれに疑いがあっても、その日の来るのを待って事実を確めるよりほかに仕方がない。『四十日後に、彗星が出るというから、もう少しくらいは出そうなもの』といって、毎日天を眺めても、けっして彗星は出て来ない。こんな人は、四十日近くなると、もうくたぶれてしまって、実際に彗星の出る時には、すっかり見ることを忘れてしまう。こんな人は、入院しても、なかなか治ることが難しいのである。」

今日は、先生とともに、金魚池の水替えをしながら、先生の前であるから、硬くなってしまった。そして自分は、硬くなるまいとして、不可能な努力をし、すなわちあるがままの感情を忍受せずして、これに反抗したのである。

仕事が終って、ホースを洗いながら、自分は一所懸命に、このことの解決を考えた。あの場合硬くなるということは、人に不快を与えるのではあるまいか。もしそうとすれば、罪を犯すことになる。しかし、それが自分の業因《ごういん》であり、いかんともすることのできないことは、薄々ながら感じている。ただ、潔く罪の自覚をして、罪人として、当然罰を受けるべきであると覚悟せず、その罰を受けることを本能的に恐れて、罪をごまかしているのであった。とにかく、この対人恐怖を治すためには業因を認めると同時に、本意なく犯す罪でも、その罪をごまかすことをやめ、いつでも、その罰を受ける決心で、罪人として人の前に出るようでなければ、けっして安心立命はできないようだ。自分は、この苦しい強迫観念から、真言宗の教えと、同じ道に来たように思う。

［こんなふうに考えれば、ますます思想の矛盾に陥って、なかなか強迫観念を治すことはできない。あまりに理屈にかなない過ぎるのである「事《じ》に執《しゅう》するは、元《もとこ》是れ迷い。理に契《かな》うも、亦《また》悟りに非

ず」ということがある。理と事実とが、別々になるからいけない。前に話したように、もっと無邪気に、小供のように、人と一緒に笑ってしまえば、その理由は、直ちに後からわかるのである。業因というのは、生れつきの素質である。男振りが悪いとか腕力がないとかいうのも同様である。色の黒いために、人に不快を与える罪の報いは、いくらこれを論じても、解決のつくものでない。よい嫁さんが来てくれないのも因果応報である。ただし考え方によっては、醜男のために、古来奮発して、大人物になり、いかなる美人にも、後を向かせるというようになった人はいくらでもある。」

心の動く事実を明らかに認める

第四十五日　宮原君と、市場へ野菜拾いに行く。乳母車に山盛一杯持ち帰る。恥かしいのは、あくまでも恥かしい。特に野菜車の下にあるのをかがんで取り出す時など、人々が自分らをさげすむような目付きをするので、一層恥かしい。食後、拾ってきた大根の整理をする。

［車の下にあるものまでも、なぜもぐり込んで取るか。それは欲しいからであり、取りたいからである。その欲しい心の方面は、少しも認めずいわず、ただいたずらに恥かしいいやな方面のみを主張し、強情にいい張るのである。われわれは欲しいと恥かしいと、この心の両方面を依怙《えこ》ヒイキなく、正しく認めて、素直に境遇に順応すれば、強迫観念はなくなるのである。」

第四十六日　今日は、先生も一緒に、二、三人の患者とともに、市場へ野菜取りに行く。大根やトマトや白菜など、たくさんに持ち帰る。午後、再び先生に従い、野菜拾いに用いる篭を買いに行く。途々、先生のお話がある。「あの大根や野菜を、縁側に積み上げた時は、面白くて気持がよい。ちょうど、貝掘りに行って、蛤《はまぐり》をたくさんに取ったようなものである。しかし拾う時に人に見られるのは、本能的に恥かしい。乞食のように思われるかも知れない。が、貝掘りでも野菜拾いでも、われわれは漁師でもなく貧民でもないという何らかの証拠が、見る人の眼識によって自ずから区別ができるから、強いて自分をエラそうに見せかけるにも及ばない。それで先生は、この積み上げられた大根を讃めはやし立て、その功能を述べて、その方に、皆の気を引くようにする。ちょうど、小児に振り鼓《つづみ》（でんでん太鼓）を鳴らして、気を引こうとするようなものである。しかも強情な子は、ダダッ子ばかりこねて、少しもその方に向こうとはしない。神経質の患者が、自分の苦しいことばかりを主張し、屁理屈をならべて、少しも先生の指導に従おうとしないのである。これではいつまでも、苦しいことばかりに屈託して、けっして愉快な面白い方面を見ることはできないのである。

われわれは、常に何事にも、事実を正確明瞭にしなければならない。これが正しいほど、最も修養された人格者である。帳簿を有耶無耶《うやむや》にしては、財産の整理はできない。神経質者は、自分の心の事実を、あるがままに見ることが、心細くて苦しいから、自らわれとわが心を欺いて、有耶無耶にしようとする。金持ちになりたいけれども、働くのが苦しいから、金持ちになりたい心を排斥し、貧乏で満足する心を養成しようとする。俯仰《ふぎょう》天地に愧《は》じないものになりたいけれども、修養と勉強とがいやだから恥かしがらない性根を作り、カラ威張りを稽古しようとするとかいうようなものである。

この場合に、一方には貧乏はいや、恥かしいのは苦しいという心と、一方には、金持ちになりたい、人に優れたい、という心とを両立させて、これを明瞭に認める時、はじめて努力が起こり、進歩があるのである。」

2

事実に服従する

二十八歳、大学生。対人恐怖。昭和六年十月入院。

第九日　……朝、先生から「ここへ、石を置くよう」といわれて、早合点して、炭取りに瓦かけを一杯入れて持って来て、間違ったことをした。こんな時、も一度、お尋ねしてすればよいけれども、そうすれば、カンの悪い男だと思われはしまいか。いやいやながら仕事をすると思われはしまいか。問う態度が生意気だと思われはしまいか。こういう気持ちから、よくわからなくとも、ハッと答えてしまう。「あの石」といわれた時、「どの石ですか」と、すぐ出ないのは、どうしたものか。よくよく間の抜けた人間だと、自分ながら愛想がつきる。

便所の掃除をするにしても、しないと、気のつかない奴だと思われるのがいやなためにやる。障子を張るにしても、障子張りそのものは面倒であるが、不親切と思われるのがいやなためにやる。こんなやり方は、不純なものと思いますが、いかがでしょうか。

[その心持ちは、皆よし。ただし、自分があまり早く、簡単に善人になりたいとあわてるために、かえって悪人になるものが多い。]

「純なる心」について、先生のお話があった。「純なる心とは、『柳は緑、花は紅』で、イヤはイヤ、好きは好き、そのあるがままの心をいうのである。イヤイヤながら、仕方なしにやっていれば、そこに工夫も発明もできる。イヤをイヤと感じないような修養をするから、ますます人間味がなくなり、間違いだらけになるのである。『すなおな心』とは、事実に服従することである。不可能なことを可能にしようとするために『のれんと角力』になり、及びもつかぬ力に、はむかうために『蟷螂《とうろう》の斧』とかいうことになる。まず事実ありのままを認めることが必要である。

先生は、弟子よりエライ。これが事実である。この事実を認める時、従順になる。事実には、けっして飛躍ということはない。自分が、忽然《こつぜん》に悟りを開き、急にエラクなったというふうに思うのは『気分』の上のことで、客観的な事実ではない。一歩一歩、修養が積んで、エラクなるので、自分でエライと独りぎめは、ダメである。」……

第十一日　……先生から「一波をもって、一波を消そうと欲す」ということについて、お話があった。よく判って、胸のすいたような気がした。しかし先生の皮肉は、毒々しくて、実にいやである。

[「毒々しい」とか、このような言葉を用いる人は、いつも見込みがない。常に人に好かれたい心に充ちているかと思うと、突発的に大変な悪言を用いる。これを分裂性という。これでも、退院しないのは、全く思い違いで、強情というのである。ちょっと面憎《つらにく》い人を見て「はなはだ失礼ですが、私は、あなたが、何となく癪にさわりまして……」など、アイサツは余計のことで、これを正直の表現と思うのは「自欺」の類である。」]

3

不安はつきもの

二十六歳、小学教員、対人恐怖（昭和八年十月、入院）。

第十九日（十一月十一日）……先生から、仕事場における道具について、患者のした主観的な独断的整頓の不適当なことや、患者が書いたいろいろな注意の貼紙やについて、ご注意があった。

「自分で整頓するほどの人には『埃捨場』とか『金鎚の置場』とか、一目してわかるようなところへ、何々置場と書くなどは、何の用にも立たないし、一方にはまた、不真面目な人は、けっして貼紙などを見るものではない。貼紙の字を見るよりは、その場、その物を、そのまま観察すればわかることである。道具は、整理して、キレイに陳列するのが目的ではない。いつでも最も適切に、迅速に利用できるようにするのが、その道具の目的であるのである」とかいうことであった。

第三十日　……外来患者の診察を聴いた。先生は、心悸亢進恐怖の患者に、必死必生の心境で、庭を何回も走り廻らせた。誠に「道は近きにあり」である。

第三十一日　……朝早く起きるのが、苦でなくなった。いろいろな仕事が、待ちかまえているからである。すべてのこと、はじめからただ、でき上がることをのみ思って、他に苦楽というほどのものもなし。もちろん働くことそれ自身が、一つの喜びであることと、刻々に成果が見えていく喜びは、常にある。この頃は、一切のものに、純一な研究的態度をもって、生活するようになった。先生の言葉は、わが「事実唯真教」の聖典である。先生の大乗教に対して、奥様の小乗教があり、思索しながら、事実の真を探ることに、いかに大望を起こしても、毎日毎日充分であるということがない。

今日も、お話があった。「人生に、不安は常に大切である。不安は欲望につきもので、あたかも影の形におけるようなものである。形が大きければ、影も大きい。大いなる欲望と大いなる不安とが、つりあう時に、そこに安定があって、自転車が走っていて安定であるように、われわれの心も、欲望と不安との間を走っているために、安定が保たれるのである。」

理髪店へ行った。前のように店の入口でまごつく心もなく、何のこともなかった。行きつけの床屋に行くのが恥かしくて、わざわざ半里ほども遠方の床屋へ行った昔を思い出す。その頃は、なぜ人は、あのように床屋と仲よしであろう等、苦にやみ、一方、床屋くらいが何だと、負け惜しみを起こすと同時に、床屋なりとも、心持ちよく話を交えてみたい、という欲望を持っていたのである。

第三十四日　……古閑先生の依頼で、郵便局へ行く。この頃は、自分が人をにらみ、また人が自分を視返すというようなことがなくなった。前には、郵便局でも、事務員の視線を恐れたのであった。自分が予期して、楯隔てをすれば、人もまた必ずそのようにするという理がわかったのである。

〔笑望㆓青山㆒山亦笑、泣臨㆓碧水㆒水亦泣。〕

第五十三日　……外来患者の診察で、「思想的に諦めるのでなく、事実に即することによって実際に諦めるがよい」ということの意味を、いろいろな例によって、お話があった。「苦痛や煩悶の突破」ということについては、富士登山の剛力の例をとられた。剛力でも、毎年、山開きの初頭は、脚が痛くて、便所でもしゃがめないくらいである。それを職業柄、休むこともできず、つづいて登山をやっているうちに、自ら身体の掛引《かけひき》のコツを覚えて、後には痛みもなくなり、つづいて働くことができるようになるとのことである。

第五十四日（十二月十六日）……午後、植木に使う肥料土の篩《ふるい》分けを、先生とともにやった。大分寒いのに、先に立って働かれる先生のお姿が尊かった。先生の注意と手先とは、常に暇なく、四方に働いていられる緊張の態度が、最もよく理解された。自分らが、たんに土と篩とのみに注意している間に、先生は、随分広い範囲に、注意が向けられるのである。

第五十七日　……先生の著書を読んだ。入院前に、理屈一点張りで、解し得なかったところが、どんどん理解できる嬉しさ。そして宗教も信仰も、別に求める心持ちはなくなった。事実を体得するところに、信仰もあり宗教も含まれている。生の欲望に乗りきるところには、後押しとしての宗教や信仰は、ことさら要しないのである。

11 瀆神恐怖と赤面恐怖＝通信治療の例

二十歳、小学教員。中学一年頃から対人恐怖となり、人の前へ出れば圧迫を感じ、人々から軽蔑されるように思い、友人は少ない。

また一年ばかり前から痔疾を患い、その後、神罰恐怖を起こして、神様へ尻を向ければ痔が悪くなるとかいうような強迫観念に悩まされるようになった。

昭和八年十一月、初診。体格は少し弱いが栄養は中等で、別に神経衰弱の徴候はない。

入院療法を始めたけれども、四日ばかりの後、家庭の都合で中止し、郷里に帰って後、通信によって治療することになった。

理屈と感情との血みどろの戦い

第一信（その要点の抜き書き）……この後は、やむを得ず、独り立ちで、この忌わしい性癖を打破しようと、先生のお教えの「苦しみを苦しむこと」に努力しております。しかしながら、小生の神罰恐怖症は、なかなか根強く、心の中にはびこって、これを排除することができず、毎日、煩悶に暮らしております。というのは、自分の心の中で、神の姿を思い浮べて、それを冒瀆したがごとく妄想するのです。こんな些細なことで、神が怒って神罰を降して、私を病気にするというようなことがあり得べきことでしょうか。私の理智は、そんな神ではないことをささやいていますが、それを私の感情では、信じてくれないのです。理智と感情との血みどろの戦いのために、私の頭は、破裂しそうです。もし先生のようなご高徳のお方の説を聴いたなら、この頑強な感情も屈服して、姿を消すだろうと思います。……また毎日、無益に遊んで暮らしていては、かえって心の苦しみを増すばかりですから、どこかへ勤めようと思いますが、自分では教師のような責任の重い、交際的な方面は、自分に不適当だと存じます。いかがなものでございましょう。……小生の対人恐怖については、先月、先生から承った通り、「水は冷たいものと覚悟せよ。人は誰も恥かしいものと諦めよ」という決心でいれば、治るでしょうか。そういう心持ちでいても、人前へ出れば、やはりこの忌わしい性癖が現われるのを、どうすることもできません。……アア私の前途は、今、暗黒に閉ざされています。ただ私を明るい世界へお救い下さる方は、先生よりほかにありません。何卒、前記の事柄について、また神に対する正しい宗教観等をお教え下さいませんでしょうか。

正しい宗教観

返書　……お言葉「苦しみを苦しむことに努力します」。これでは、余分な努力になり、苦しみが重複する。努力しなくとも、苦しみは到底苦しいから、わざわざ苦しまなくともたくさんです。降りかかる災難、湧き出した苦しみは、その事実、そのままにあるよりほかに、仕方はない。これが禅のいわゆる「心頭滅却すれば、火も亦《また》涼し」であって、この時ことさらに、そのままになろうとか、心頭滅却しようとかすれば、それはすでに、そのままでもなく心頭滅却でもない。

神罰や縁起を恐れるのは幽霊を恐れると同じように、あるかなきかの不可思議力に対して恐れ悩まされるのであるけれども、これは凡夫の人情として、致し方ないことです。われわれお互いに凡夫なのですから、幽霊も神罰も、ただわけもなく、恐ろしいものであることは、致し方ないことと思い諦めなさい。手っ取り早く、恐れを去ろうとか、感情を没却しようとかの野心は、思いすててしかるべきことと思います。神罰も地震も火事も、受けるべき災難は、受けるべきものと、覚悟しなければなりません。

お言葉「私の感情は、信じてくれない」についても、信ずるとか信じないとかいうことは、地球が円いとか、山の芋が鰻《うなぎ》になるとか、信ずべきは自ずから信じ、信ずべからざるは、自ずから信じない。自分から作って信ずることは、できるものではありません。すなわちこれも、成り行きに任すよりほかに、仕方ないことです。信じ得ないことを信じようとするから、理性と感情との葛藤となるのです。このようなことは、小生の智的説明をもって君を納得させることは、不可能です。君自身の体得と知識とが積んでこなければ、付け焼刃は、かえって有害無益です。感情を知識によって否定没却しようとする努力は、何卒おひかえ下さい。

君が教師をやめる必要は、少しもありません。職業はいかなることでも、人生に責任のないところはありますまい。たとえ隠遁しても「世を捨てて山に入るとも味噌、醤油、酒の通路なくてかなわじ」というように、世の中に、自責の感や、欲望の渦の巻かないところはありません。あたかも世の中に音のしないところがないようなものです。

「神罰恐怖も、対人恐怖も、諦める決心でいれば、治るものでしょうか」とのお尋ねも、治れば諦め、治らねば決心しないというような決心や諦めは、悪智の矛盾である、ということにお気がつかれないのでしょうか。自分の病気を治してくれれば拝むが、そうでなければ屁をひっかけるというような神様であってはなりますまい。小生としても、あるいは君の身長を引き伸ばしたり、君の苦痛を取り除けたり、あるいは君の眼を余分に明るくしたりする不可思議力を持ち合わせているわけではありませんから、屁をしかけられてもかまわないことにします。神に対する正しい宗教観は、あるがままのわが人生の境涯に、敬虔、服従することです。神を出しに使って、我利を計り、苦痛を回避し、罪を他に稼さないことだと思います。

悲愴な勇敢な諦め

第二信　……ご親切なお手紙、ならびに有益な雑誌お送り下さいまして、厚く厚くお礼申し上げます。私ははじめて、今までの長い迷妄から脱することができました。いたずらに苦痛を回避しようとして、止めどもなく苦痛に追い廻されていた過去の自分は、全く愚かなものでありました。いかに苦しくとも、現在、人生のありのままを見つめていくよりほかに仕方がないと諦めて、いかなる災難も病難も、また自己の不幸も、いさぎよく受けていこうとすることに、はじめて気がつきました。先生はおっしゃいました。「治るなら諦める。治らねば決心しないと、そんなことではいけない」と。そうです。そんな今までのような功利的な打算的な決心や、諦めを捨ててしまって、真の悲愴な勇敢な諦めをつけようと思います。たとえ自分が、苦しみの極《きわみ》、死んでいったとて、また人生の敗残者となったとて、それも仕方のない事実であるとして、けっして私は、その不幸から逃れ出ようとはしない。何らの抵抗なく、苦しんだり、喜んだり、悲しんだりする自分を、勝手に眺めている。けっして苦しみを抑えようとしたり、喜びを増そうとしたりする努力は、しないでありましょう。

もし自分が、対人恐怖のために人から笑われ、悪口されたって、どうにもならない事実だとして、自分の苦しむのをジッと我慢している。そしてけっして対人恐怖を抑えようとしないでありましょう。

また神罰が自分に降りかかっても、逃れることのできないものであるから、卑怯な態度をしないで、甘んじてその神罰に服従するでありましょう。このように、神に対して自分のよいことがあるように願いもしないから、したがって拝む必要もありません。要するにご教訓の通り、また凡夫のままに、この人生をあるがままに感じ、あるがままに服従することに決心いたしました。

実際、先生のご教訓は、千万無量の芳淳の香りがあります。そこには、汲めども尽きない味わいがあります。先日、叔父が参りまして、「もっと大胆になれ。そんな気の小さいことでは駄目だ」と親切のつもりで、いってくれましたが、神経質者にとって、そんな忠告が、何の益になりましょう。大胆になろうなろうとしても、なり得ない強迫観念の心情を解しない盲滅法の忠告です。世の一般の人、しかも医者ですら、そうした誤りにおちているのに、ただ先生のみは、われわれ神経質者の複雑な心理状態を、微に入り細にわたって、余すところなく解剖され、そしてその確たる事実の上に立脚されたものと存じます。特に、雑誌の臨場苦悶の人の例など、全くわれわれ強迫観念の根本を喝破されたもので、絶大な参考となりました。……

氷雪の解けるがごとく全快

第三信　……さて、ここにお喜び下されたいことは、あれほど、頑強で猛烈だった神罰恐怖が、氷雪の解けるように、全快してしまったことです。実は今日、小生が、回生の歓喜を得ることができたのは、ひとえに先生の賜と、深く感謝いたします。本当に現在の小生は、何の恐れるところもなく自由な生を享楽しております。

しかし、対人恐怖は、なぜか、まだあまり良くなりません。それはあるいは、小生が徹底的に先生のお教えに従っていないからかも知れません。対人恐怖を隠さないように努めようとしても、人前に出ると、「お前は恥かしがりや」だといわれるのが恐ろしくて、どうしても隠さずにはいられません。

神罰恐怖を全快させていただいて、そのうえ、お願いいたしますのは、はなはだ僭越な望蜀《ぼうしょく》の嘆でありますが、神罰恐怖をたちどころにお治し下さいました先生の慈愛のお手におすがりするよりほかに途がありません。何卒、左の愚問に対して、お答えを賜るわけにはまいりませんでしょうか。……

1　対人恐怖を治すべき心得をお聞かせ下さい。

2　対人恐怖症は、なるべく交際をしないで、厭人的生活をしばらくつづけた方が良いでしょうか。

またその反対の態度をとって、対人恐怖の起こるに任せつつ、人と交際し職業に就いた方が、よろしいでしょうか。

3　教職について、責任や義務が、いかに重くとも私は構いませんけれども、児童に、この私の神経質が反映することは、罪悪のように思われますが、そんな道徳観念を捨てて教職に就いても、差支えはないものでしょうか。

なお、書き落としましたことは、小生は今、独居していますが、前には、夜など、淋しい、何だか心もとない恐怖に捉われて、少しも落ちつきませんでしたけれども、現在では、淋しいとも、何らの不安をも感じません。ただ、誰しもが感ずる無聊《ぶりょう》に苦しんでいるだけです。このことも、厚くお礼申し上げます。……

恥ずべきことを恥じよ

右返事　……瀆神恐怖が、小生の一言により、ご氷解なさった由、小生の身にとって、こんな嬉しいことはありません。なお、対人恐怖に対して、要領を得ないとの由、すべて強迫観念は、同一の理由によって起こるものですから、その要点を得れば、全体に治癒すべきものです。神罰恐怖が治って、対人恐怖が治らないはずはありません。……

赤面恐怖については、人前に出て「お前は恥かしがりやだ」といわれた時は、「どうも僕は、実際に気が小さくて困る。何かといえば、すぐ顔が赤くなる。こんな不本意なことはない。ほんとに僕は……」とお打ちあけなさい。これは、まず形式的でもよいから、この文句を何度でも、繰り返して下さい。お尋ねの個条については、

1 対人恐怖は、治るべきものではありません。当然、自己の持ち前をもって、人に対し、自分に対して、常に恥かしがるのがわれわれ本来の面目です。「恥を知る」とは、このことです。「君子は、その独りを慎しむ」ということは、常に自ら省みて、自分の恥ずべきことを恥じることです。人は恥かしがるがゆえに、常に自分の行いを慎しむのです。恥じるまいとすれば、いつしか自ら恥ずべきことをなし、自己の恥を繕い隠して、虚偽に陥り、ますます後悔、悲観、卑屈が引きつづいて起こります。はじめから常に、自ら些細な恥をも恥としなさい。自らえらがるべからず、虚勢を張るべからず、返すがえすも常に自分の本来のままに、恥かしがるべきです。

2 厭人的生活は、駄目です。これは、恥を軽減する手段ではありません。赤面恐怖は、本来自分が人に勝ろうとする心の反面です。

赤面に勝とうとして、ことさらに交際の稽古をするのは無用です。かといって、自己の境遇、職業のためになすべきことは、いかなる苦痛、困難もやむを得ないところです。貴人、衆人の前に出ることも、時にはノッピキならないことです。孟子は「内に省みて疚《やま》しければ、乞食のようなものにも我はあやまるが、内に省みて疚しからざれば、千万人と雖《いえど》も我行かん」という意味の

ことをいっている。いかに孟子でも、こんな時には、顔から火の散るような心持ちのするのは、当然のことです。ここを思いきってやってのけるのが、孟子のいわゆる不動心かと存じます。俗人は、このような時に孟子が平気でいると想像するであろうけれども、それは大きな誤解です。いわゆる、野狐禅です。

3 誤った思想に捉われ、それから割り出した善悪観は、全く虚偽になり、人工的なものになる。善は真であらねばなりません。自分の純真ありのままから出発すれば、そこに善悪はない。児童の前には、児童のように恥かしがりなさい。自己の本来に帰り、無垢のままに、児童のような心持ちを発揮しなさい。これが児童に対する最も大切な感化力です。

なお、強迫観念を解脱した人は、すでに人生の修養を積んだ人で、世の中の酢いも甘いも、かみ分けた人です。凡人以上の人になろうと欲するものは、充分に、強迫観念を苦しまねばならない。これが直ちに、人生の修養となるのです。

君は、無聊に苦しむという。小生らでさえ、無物の一室に閉じこもってさえも、けっして無聊ということはない。況《いわ》んや欲望充満せる、君ら青年においてをや。無聊というのは、いたずらに自己本来の欲望を抑えているからのことです。何事にも、思い立つままに、直ちに手を下して実行し、心に起こる思想や感慨は、そのままこれを工夫し、これを観察玩味していけばよろしいのです。小生は病気臥褥中、ある時は、一日、八十余の出たらめ歌を作ったこともありました。……

瀆神恐怖から起こる心の葛藤

第四信　……他人のことながら、小生の全快をお喜び下さいます先生に対して、満腔の感謝を捧げます。ご参考のために、神罰恐怖の全快いたしました経過をご報告いたします。

はじめの間は、先生のお言葉に服従することが、大変苦しいものでございました。

私のはじめの神罰恐怖も、後には、たんにそれのみに止まらず、段々と症状は増悪して、疾病恐怖、特に痔疾を恐れることがはなはだしく、神に後方を向けることが苦しくて、座臥進退の際にも、身体をどちらに向けてよいかわからず、気の済むまで、何遍でもやり直しました。そうしてついには、縁起恐怖にまで到り、本を読むに際しても、神という字が目につくと頭を下げ、または手や足の方向をチャンと正し、または神という語を黙読する時に、頭の中に神を冒瀆するような考えが浮ぶと、その考えがなくなるまで、神という語を繰り返す。もちろん、本を読んでいても、その内容などは、さらに頭に入りません。手紙を書く際にも、「精神」とかいう神の語を書く時、行の一番上に書かなければ気が済まず、また「不幸」とか「憎悪」とか「失敗」とかいう悪い意味は下に書き、かつ神という字と横に列《なら》んでいると、実際に自分が不幸になり、または自分が神を憎悪していると神に思われて、その神罰を受けるという、とても筆紙に尽くされないほどの、頭の煩雑さでありました。また途を歩く時など、石が神のように思われ、どんな小石でも蹴らないように、なるべく石のないところを選《よ》って歩くとか、寝る時には、仰臥したままで、横を向くことも、どうすることもできなかったのです。こんなふうに、他人から見れば、本当に馬鹿らしいことを、自分では真剣になって、やっていたのであります。もしそれをおしきって、反対の行動をとれば、後になって、矢も楯も堪らないほど、気がすまず、神前に行ってあやまるとか、変態的行為が多かったのであります。しかし他人には気づかれないようにとの苦心で、ますます激しくならざるを得ませんでした、その時、先生のご返事をいただきまして、後の苦しみを覚悟で、押し切って破壊的行為を行い、後悔の苦痛を甘んじて受けました。その後に、段々とうすらぎ、始終、頭の中に一杯だった神という観念も忘れるようになり、同時に、苦しみに堪えよ、との仰せにしたがって、わざわざ神を冒瀆するような観念を起こしてみましたが、もとのような激しい感情は起こらなくなり、ついに今現在では、そんな観念も平気となって、すぐ消失してしまうようになりました。それとともに、疾病恐怖も縁起恐怖も、いつの間にか、忘れてしまいました。実際、先生のおっしゃった通り、こうした恐怖は、人間である以上、全然なくなってしまうものでないということが、はじめてわかりました。たとえ以上の恐怖が起こっても、その恐怖が、苦にならないようになって、現在では、普通の人間になることができました、また独居の際、以前には、急に自分が病気になりはしないか、不幸なことが突発しはしないか、亡霊は現われてきはしないか等、幼稚な恐怖で、不安で堪りませんでしたが、今では、たとえ、そんな考えが起こってきても、第三者の立場で考えているようで、きわめて不鮮明で、少しも苦になりません。それは「降って湧いた不幸や苦痛は、何とも仕方がない」という先生のお言葉を実行しているからです。それゆえ、もういろいろな恐怖が激しく自分に迫ってきても、自分はただ、それに堪えるばかりだということを知っていますから、以上の強迫観念も、もう憎悪する余地がなくなり、全快してしまったことを、限りなく喜びます。

赤面恐怖も、以前と比べると、大分うすらぎました。衆人の前で赤面しても、前ほど「シマッタ」という感じが深くありません。前には、赤面のことばかり気にかけていたため、人と談話していても、何らの話題もなく、ギゴチナイ殺風景なものでしたが、今では、赤面しても、あまり恐ろしいと思いませんから、多少余裕ができて、次から次へと話題があり、時々諧謔さえも交えることができるようになりました。しかし、まだ何だか、不安なところがあるので、勝手がましくも先生にお願いしたのでございます。とにかく、先生のお教えによって、私の考えが、前とすべて一変して、生活が段々と明るく愉快になりつつあることを、私は、先生に悦んでいただきたいのであります。

私は、またまた今日、命の母たる先生のご書面に接して、ようやく一番、人生に奮闘して、些少なりとも社会に貢献したいと思います。いよいよお言葉に従いまして、教師になることに定めました。今までは、偏狭な道徳観に捉われて、誤った考えを抱いておりましたのを、啓発して下さいました先生のご恩は忘れられません。私は、現在の幸福を、同じ悩みの世の兄弟達に分かちたくてならないのであります。先生は今、ご病気の由、本当に心配でなりません。

君の眼は凄い

第五信　……過日、先生のご教訓を得まして、小生の対人恐怖も、大分良くなりました。ただ今、故郷に帰り、十数日遊んでおります。もちろん、赤面恐怖治癒の方法を実行しています。それゆえ盛んに交際もいたしまして、けっして回避的な独居生活はしていません。ただ今では、人前に出て、以前のような胸に込み上げるような激しい恐怖は、大変薄らいで参りました。道を歩くにも、以前には、戦々兢々として、人の視線に出会うと、カッと赤くなり、眼が朦朧《もうろう》として、足もよろめくような心持ちになりましたが、ただ今では、そんなに恐ろしくなくなり、あまり赤くもなりません。ただ眼がボーッとして、胸が少し苦しいのです。現在は、道を歩くことは平気ですけれども、人と対坐していることが、一番苦しいのです。相手の人の視線に合致すると、私の眼がにらんだようになり、涙が出ます。自分の恐怖に充ちた醜い顔を相手に見せて、不快を感じさせることは、罪悪であると思うと、胸が苦しくてたまりません。けれども、先生のお教えが身に沁みていますから、けっして下ばかり見つめるような卑怯なことはせず、ジッと相手の顔を見つめています。もちろん、この発作とても、以前よりはズットズット軽いものであることは、確かであります。しかし一友人から、(それは、頗《すこぶ》る快活な人間ですが)「君の眼は凄い。何か悲観しているネ」といわれ、また多くの人達から、「君は若いものとしては、元気がない。そんなことでは駄目だ」といわれました。対人恐怖の発作が、自分ばかりの錯覚かと思っていたのに、他人にも、こうした自分の発作を見られるかと思うと、ますます苦しくなって、悲観のどん底に落ちているのです。自分が、このままで、意気地ない元気のないものとして、人から交際もしてくれないようなことになったら、自分の前途は暗黒だと想像して、ますます苦しみに堪えられないのであります。事実、今一人の友もなく、訪問しても、いやな顔をしているようで、私は全く孤独です。

私は、ある本で「耳の不揃いの者は、内心葛藤が絶えず、一生不幸で終る」ということを読んだことがあります。私の耳は、右が左よりもズッと小さく、形も違います。それで、小供の時から恥かしがりやの自分は、この赤面恐怖も、一生治らないのではないかと煩悶します。そんなら、なぜ、神罰恐怖が治ったかと自問してみますと、これは一時的に起こったものであるし、対人恐怖は小供の時からである。また耳は顔にあるものだから、その不揃いなのが、すなわち対人恐怖を表現しているのだと勝手な理屈をつけて、一生涯ろくろく交際もせずに、悲惨な不幸に終るのではないかと、果てしなく悲観せずにはいられません。

たびたび、お手数をかけて相済みませんが、この耳の不揃いということの疑問を早く解決しなければ、自己暗示によって、ますます悪くなるような気がいたします。次の質問にお答え下さらんことをひとえにお願い申します。

1 耳の不揃いなのが、赤面恐怖の治らぬ証拠ではないでしょうか。先日のご教訓を実行いたしますれば、ただ今、以前より大分良くなったように、段々と全治するものでしょうか。

2 睨むような眼差しとなっても、人と交際した方が良いでしょうか。それは罪悪ではないでしょうか。

3 他人から自己の批判をされて、悲観してもよいでしょうか。煩悶してもかまわないでしょうか。

自分自身に帰れ

右返事 ……お手紙について、君の生活の態度、心の置きどころをご注意申し上げます。

「盛んに交際いたしまして……。」ことさらに、カラ元気をつけて、交際の稽古をするのではない。

必要と自己の欲望とに駆られる結果の行動でなければいけない。不必要に交際するのでなく、常に自分は、自分本来の小心翼々の態度を失わないように、常に自分の本心から出なければならないのです。これが、虚偽を去るということで、自分の自然に帰るということです。

「人と対座している時……。」人の視線とこちらとの相会う時には、自然の人は、普通何も思わず、必ず眼を他にそらせるものです。これが普通の場合である。特に恋人や長上の人に対しては、それはそれは微妙に眼が他にそれるものです。ただ、目下のものや小児に対しては、割合に静かに見つめることができる。これに反して、心なき小児、白痴、精神病者やは、わけなく人を見つめる。普通の人では、人を見つめる人は、気位高く自我の強い、傍若無人の変人のみです。小生は、わが子や女中に対しても、その顔を見つめることができず、君らを診察する時でも、容易にその顔を見つめることはなく、多くは伏目で、その人に面と向かいません。これが小生の本来性で、そこに小生の人に対する畏敬の情と小心さとがあり、人を冷視し、圧倒せぬ態度があります。小生もこれが、自分の持前ですから、強いて人と対抗し、ことさらに強がることはいたさず、自ら独り守っている態度です。小生は、人を平気で見つめるような人は嫌いです。女などは、特に人を見つめぬようなつつましやかさがなければ、誠にいやなものです。

「自分の醜い顔を相手に見せて、不快を感じさせるのは罪悪である……。」これは、自我中心主義の反語もしくは間接の解釈すなわち自己弁護にて、けっして真の利他主義ではなく、見せかけの偽善の言かと存じます。この流儀の好意とか善とかいうのは、たとえば成金が、自分で威張りたいために金をまき散らして、人に有難いと思わせ、人を自分の思いのままにしたいと考え、自分の考え通りにならねば、恩知らずといって憤るようなものである。これは、自己中心主義であって、けっして真の善ではない。自分が、貧乏、ビッコ、醜男であって、人がこれを不快に思ったといって、それは、自分の罪悪ではない。

色男ぶる時に、初めて罪悪

ただ、金持ちぶり、色男ぶる時に、はじめて罪悪が生れ、自分の小胆さ、真面目さを、ことさらに大胆に、やりっぱなしのように見せかけようとする時に、はじめて罪悪となるものです。

「けっして下ばかり見詰めたりするような卑怯なことはせず、ジッと相手の顔を見つめています。」これは、きわめて下らぬ虚偽で、料簡の間違いである。いたずらに見つめるのが、大胆ではなく、人を見つめ得ぬくらいに、敬虔の情に満ち、いたずらに人に対抗せず、自分はただ、自分自身を保持し、自分のでき得べきことだけをしていればよい。自分が卑怯でも痴鈍でも、けっして人に迷惑をかけるものではありません。

「君は眼が凄い」と人にいわれるのは、不自然に人を見つめようとする当然の結果です。自分は人を見つめ得ぬ小心者であるということを、真面目に真剣に、人に対して告白なさい。カラ威張りしようとすれば、ますます弱く、自分自身のありのままになりきれば、最も強くなるものです。高く飛び上がるには、思いきって、かがまねばならぬ。この心持ちでいるならば、もし君に何かあった時、あるいは正義に憤って人と対抗せざるを得なくなった時、君が相手の眼を見つめる眼は、はじめてこの時、最も強い力を発揮するものです、平常、憤る稽古や、人と対抗する練習は全く無用有害のものです。

「自分の錯覚かと思っていたのに、他人にも実際に見られる」とは、錯覚ではない。自分自ら、不自然に、故意に作った、当然のいやな眼つきであることは確かです。逃げ腰の喧嘩の腰つきは、誰にも容易に見分けられるものです。皆、不真面目の結果で、当然、これを自ら恥じなければならぬことです。赤面恐怖が、自分の恥を隠そうとして、当然恥ずべきことをも恥としない心持ちの現われたものです。

「自分は、一生、このままで、悲惨な不幸で終るのではないか……。」しからば、醜男、メッカチの人はいかに、この人生を終るのか。愚人、不健康な人は、いかにこの世に生き得るのか。盲人の保己一もあれば、病弱のダーウィンもあり、強度の神経衰弱にかかった白隠禅師もある。盲人がいたずらに眼明きに対抗するに及ばず、小胆者が大胆者と競う必要はなく、ただ自分の持ち前の全力を発揮していけば、保己一にもなれば、ダーウィンにもなるのです。

「自分は事実、今一人の友人もなく……。」それは、交際を求めくる人さえも、自分がこれをすなおに受け入れないからである。人に負けるのがいやだからである。盲人がいたずらに眼明きを邪推して、すね、いいこじになるようなものである。自分が気の小さいことを、ありのままに打ち明ければ、真の友として交りにくる人は、いくらでもある。自分の本心が、孤独を好むのではない。負けおしみである。勝とうとあせるから負ける。負けるがままに、捨て身になれば、必ず勝つものです。

「耳の不揃いのもの……。」顔の左右不同や、耳の不揃いは、普通の人にもありがちなことで、大きな意味はないものです。盲人が疑い深く、ビッコが世をすねるよりも、もっと意味のないことです。これは不具が人を羨むために起こることです。自分自身になりすまして、人に対する反抗をやめさえすれば、必ず自分の長所は、自ずから発揮されるものです。自分自身を発揮さえすれば、人相ぐらいのことは何でもないことです。耳の不揃いでも、身体の不具でも、これを解釈し、弁護し、解決する必要は、少しもいらないことです。

「他人から自分の批判……。」人が自分をいかに批判しようが、それは各々その人の勝手であって、「小人は利にさとり、君子は義にさとる」ものであるから、それをこちらからどうさせることもできない。人は人、われはわれ、何とも致し方ないことです。

死を求めていた

第六信　……お手紙の趣き、一言一句、小生の胸にひびかないものはありませんでした。そして、今までの自分の態度、心持ちが、誤っていたことを悟りました。先生のいわゆる「心頭滅却の境地」に、一日も早く立ち到ろうと、不必要な交際をなし、カラ元気を出し、虚勢を張っていた自分は、全く間違っていました。あたかも貧乏人が金持ちを羨むように、他人と自分とを比較して、世間を呪い、人を恨み、ひねくれた根性となって、ついには救われない深淵に陥ろうとしていました。ご教訓のうち、特に痛切に感じられたのは「盲目が、目明きに対抗するに及ばず、小胆者が、大胆者に競う必要はなく、ただ自分の持前を発揮せよ」とのお言葉でありました。

小生は今後、静かに自分を守って、自分の境遇に甘んじ、自分自身となろうと思います。小生は、この悩みは、一時的病気であるとのみ思って、世の青年のように、快活に大胆になろうとしていました。すなわち思想によって、事実を作ろうとしていたのであります。

先生のお教えの通りに、負けるのが口惜しさに、わざと強がろうとして、かえって友人がないのでなく、自分と自分で友人から遠ざかっていたのであります。

小生は、来る四月より、○○小学校へ奉職することに定まりました。教師となれば、心をかきむしられるような苦しいことがあるだろう、と恐ろしくてたまりませんけれども、先生の尊いお言葉を守って、震えながらも、その恐怖に当面していこうと思います。本当に弱いものの生きていくべき道をお教え下さいましたご恩は、忘れることができません。先生のご返書を見る前までは、実際、絶望に陥り、死をさえも求めていたくらいです。……

真であれば罪悪ではない

第七信　……先生のお教えに従い、四月一日より、小学校に奉職しております。はじめは予期恐怖が頻《しき》りに起こって、随分苦しいものでありましたが、先生の「苦痛に直面して、なすべきことをなせ」のお言葉を肝に銘じて、毎日苦しみつつも、なすべき職務をなしております。しかし職務繁忙のため、および自己の興味、すなわち人に勝ろうとする心の満足を与えるため、また人生に貢献のため、遊んではいないという誇らしい感じのために、時々赤面恐怖を忘れていることがあります。概して三月まで「こんな自分が、満足に教師として務めを果すことができるか」と、いたずらに煩悶し、予期恐怖を起こしていた時より、今は、どのくらい、心が安楽であるか知れません。先生の仰せの体験を、一部分味わい得たのではないでしょうか。そして先生のご教訓通り、現在では、自分を偽り飾らないように、自分本来の姿に帰ろうと、努力しています。心に思ったことは、すべて人に打ち明けるようにしています。そうして「自分の小胆者である」ということを、誰にでも告白します。しかしまだ「自分は恥かしがりやだ」ということは、どうしてもいい得ません。なぜでしょうか。まだ偽りの心があるのでしょうか。そういうことは、とても苦しいのです。

児童の前にでも、赤面恐怖の起こるに任せて、授業をしています。そうして、三、四時間目となると、あまり発作も起こらないのです。自分の心理状態を考えると、先生のご説明が、すべて真であることがわかります。以前、勤めていた時には、恥を感じないように、また隠そうと取りつくろってその方に心が引かれて、教育という方面を打ちやっていましたので、とても騒々しくて、お話になりませんでした。現在では、取りつくろうことをせず、教育に専念していますから、自然、真面目な授業ができ、児童も小生に敬服しています。この辺の消息を考えても、「恥を隠そうとすれば、自然恥を知らない態度になる」とのお教えがよくわかります。そして「真であれば、罪悪ではない」とのお言葉を、しみじみと実感することができました。また最近、自分がつくづくと体得しましたことは、人望でも、信用でも、すべてのことが、自分から得るのではない、自然に与えられるものだということです。私は、真の人間としての出発点を、先生から教えていただきまして、生れ変わったつもりで、過去の醜い姿を捨てて、真の自分に帰ろうとしています。否、着々実行しつつあります。

　小生の前途には、光明が輝いています。現在、その光明が認められるようになりました。その光明への経路を指し示して下さいました有難い、なつかしいお方は、森田先生であります。

　神罰恐怖は、スッカリ根本から、全快してしまいました。今現在の苦しさから解脱する時は、もうじきであろうと思います。それまでは、事実ありのままの、恥かしいという境涯に、従順に苦しんでいこうと思います。小生は、先生に対して、どうお礼の言葉を述べてよいかわかりません。何卒、私の心中における感謝の念、そのものをお受け取り下さい。……

附録

1　自分の眼の鋭くなるのが気になる

いつまでも胸に秘めていても、際限のないことですから、思い切って、発病の動機からお話しして、ご指導を賜ろうと思い、拙《つたな》いペンを、取り止めもなく走らせました。

発病の動機　ある時、一人のお客様の見えていた時でした。夕方お風呂から上がられ、涼んでおられた時、私がちょうど通りがかり、何の拍子でか、強くその方の○○を見つめた。その後、大変失礼なことをしたと、心配し苦しみました。

病気の経過　こんなことが病みつきとなって、その後、その方に出会うたび、着物を着ていても不用意に○○を見つめては、煩悶しておりましたが、たび重なるうち、次第に一人だけでなく、男の方を見さえすれば不用意に見つめるといった具合になり、一昨年の春頃よりは、眼つきが大変鋭くなって、一切人を見られなくなった。人だと思うと、ちょっと手を見るにも凄く見つめるのが、たまらなく気の毒で、なるべく人を見ないようにとつとめていたが、人だと思うと、先に目が鋭くなるといった次第で、ついには、外出も、家の人に出会うにも、顔をそむけなければならず、苦しいので、一室に閉じこもり、気狂いじみておりました。その時は、先生の著書を読んでおりましたので、父に無理に頼んで、連れて行ってもらった次第です。

外来診察をうけて　ただ今では、先生のご著書、並びに雑誌等、読ましていただきまして、大分自分の姿が見えて参り、良い方に向かいましたけれども、ややともすれば、やはり目が凄くなって、前後の差別もわからなくなって、悲観いたしております。近頃では、外出等も、さほど気にかからなくなって参りましたけれど、目上の人とか、知人等と会って話したりする場合には、どうしても目が凄くなって、顔が上げられなくなるのです。挨拶くらいでしたらできますけれど、皆と一緒に話し合って笑い興ずるといったことなど、できません。自分では、話の種はいくらもあっても、顔でも上げようとすれば、硬くなって、見えるものすべてが不自然に強く目につき、側にいる人など気味悪そうにされるので、気の毒で、苦しくてたまりません。親類等からも、遊びに来るようにいっていただきますけれど、恐ろしくて参りません。外出するにも、一人であれば平気でも、誰かと一緒にとなると目が鋭くなり、いやな感じを与えないように、なるべく目を向けないようにと思えば、なお注意はその方に向き、鋭くなりますけれど、どうすることもできません。仕事などには身が入り、園芸が好きで、畠いじりなどしている時には、どこが悪いのだろうと思うくらいですが、人前に出れば、たちまち病的となりまして、家族の人達とでも、打ちとけて話すことができません。どうか、心の持ち方をお教え下さいませ。（北海道・津郁子）

気分にさからわず従順に

拝復　先日診察の時、このお手紙のように書いたものをご持参になれば、よくご説明もできて、なおお父上にもご諒解を得て、ご入院なさればよかったのにと思います。

ご発病は、性欲に関することで、人にも親にもいわれない、恥かしい事柄の感動の苦痛がもととなり、その苦痛を思い出すたびに、その苦痛、そのことが恐ろしく、その事柄を思わないように、忘れるように、気を紛らせるようにと苦心する。たとえば一度、雷の落ちた経験をしたとすれば、もし自分が打たれたらとの恐怖の苦しさを起こす。その恐ろしさの不快をなくしようとして、雷のことを思わないようにしようとする。しかし、それは不可能なことで、何かの時に、雷のことの思い出されることはやむを得ないことです。その思わないようにする努力は、かえってますますそのことに執着して、忘れることができないようになります。忘れるということは、何も考えないようになることで、これを忘れようとか思わないようにとか考える間は、忘れることのできないのが当然のことであります。

「目が凄くなる」とは、眠がスラスラと動かないで、固定し見つめるために起こるので、自然の目は自由に動こうとするのを、ツイ一定の所を見てはならないと、故意に牽制しようとするため、目がかたく、動かなくなるためであります。すなわちこれは、目の動くままに、自由に放任すれば、小児の眼のように、うるわしくなるのであります。以上のような条件であるから、これを治すには、

1 第一の苦しい事柄は、偶然の事件で、怪我や災難と同じように、防ぐことのできないことである。

2 怪我は痛く、恥かしいことは苦しく悩ましいのは、当然のことである。すなわちそれは、忘れようとしたり、気を紛らせようとしたりしても、どうすることもできないことである。最も正しいことは、柔順に、おとなしく、さからわず、これを忍受することであります。

そうすれば、感情の法則により、その苦悩は、最も早く、薄紙をハガすように、次第に消失するものです。

これに反して、これに逆らおうとする時には、ますます執着になるものです。

3 長上の人や、知人と交話する時は、日本の礼法としては、その尊敬の度の強いほど、その人の膝の先、下腹、胸部というように、その近傍を、ぼんやり見ながら（その方向に、見るともなしに、目を向けながら）先方が何かいう時、または自分の意見を確かめる時、先方の顔をちょっとの瞬間、盗み見るのが法で、それがちょうど、人情の自然であります。それを、ことさらに見

ないように、あるいは一定のところを見つめよう、人の目を見つめようとかいうふうに考えると、目が凄くなるのであります。

また進んでは、むしろ自分のいやと思う局部を見つめるように、稽古することが得策です。それはかえって、自分の心の自然であるから、むしろ、それに従うという心の態度であります。そうすれば、かえって苦しい、恐ろしい、そのために、ますます執着するような気持ちはするが、私のおすすめする通り、思いきって実行すれば、必ず早く治ります。

4 「顔が上げられなくなる」、そのままで、よろしい。強いて勇気を出して、顔を上げようとせず、オドオドして、恥かしがっていればよいのです。

以上申し上げる通り、その心持ちだけを、ただ実行しさえすれば、必ず治ります。

2 赤ん坊の顔さえ正視できない

昭和四年秋に、先生のご診察を賜ったことのあるものです。その後、不養生の結果、ますます症状を悪化させましたが、今はほとんど全快に近いまでになったような気がいたしますので、喜びのあまり、こんなことを書かせていただくわけです。

私は、頑固な赤面恐怖、正視恐怖、笑顔恐怖等の対人恐怖症でありました。小学校時代から苦しみましたが、中等学校に入学いたしましてからは、正視笑顔恐怖にも襲われ、その苦しさは、言語に絶しました。二十三歳になる男でございますが、私は今まで、一度として、朗らかな天日を仰ぎ見ることはできませんでした。いつも心はじめじめして、言い知れない苦しさに終始追い廻され、電車、汽車、群集内は愚か、道行く人の顔さえも恐ろしくて、外出ができず、果ては、無心の赤ん坊の顔さえも、正視するに耐えませんでした。しかし、どうにかこうにか卒業いたし、K農高に入学いたしましたが、不運にも、そのうえに肺尖カタルに見舞われ、二年の時、中途退学のやむなきことになりました。医師から肺尖カタルと診断されたならば、恐らくは、常人には死の宣告のようなものでしょうが、私には何の苦悩や心配はありませんでした。家ですすめるので、入院はいたしましたが、看護婦が来ても脈は亢進し、なかでも医師の廻診の時には、全く困りました。正視恐怖で、医師の感情を害しはしないかと気に悩み、対人恐怖を起こしては自分の不甲斐なさに迫られ、入院患者にとりましては、本当に涙さえ出ない悲劇でした。正に廻診地獄です。

こんな有様で、苦しさから、入院三カ月で退院いたしましたものの、やはり人はどこにもおりました。苦しさは、どこに行きましても同様で、ついに自暴自棄になりまして、この苦悩を紛らわすために、学生たるの本分をも忘れてさんざん荒れ廻りました。嗚呼《ああ》！ 何たる馬鹿者だったでしょう。その報《むく》いとしてきたものは、言わずして明らかでありました。肺の再発と世人の嘲弄《ちょうろう》憫笑《びんしょう》のみでありました。こんなでありましても、私はいまだ人様に対しても、否、主治医、肉親に対しましても、この悪癖を告白することができませんでした。そして相変わらず、自己反逆を企てました。周囲の者からは全く変人視され、甘く見られ、医師からは愛想をつかされ、このようにして方々に入院いたすこと三回、ついには、その対人恐怖に絶望して、二回まで、自殺を企てた愚者です。(その間に、胸の方はだんだん悪化しました。)しかし、今考えれば幸なことに、二回ともに危いところで救われ、それからは、昔買って読んだ、森田先生の著書『神経衰弱及強迫観念の根治法』と『神経質の本態及療法』とを読んだのです。しかし、病気の間に、頭は相変わらず悪くて、十頁読んではやめ、五頁読んではやめして、読んだのでしたが、私の心には、朗らかな朝日が昇ってきました。救いのご来光です。私は、手を上げて招きました。六月の若葉に降り注ぐ、さんさんたる太陽の光のごとき、静かな、ゆったりした落ちつきの中に見る、爽やかな心のときめきを感じました。救われたのです。ある騒然たる力が、身内に湧きあがるのを知りました。森田博士の偉大なる人格にふれたのです。そして、過日、ご診察を賜った時の先生の風貌が崇高と威厳とをもって、眼前に彷彿《ほうふつ》するのでした。嗚呼！　思えば、十年の苦悩から、今はじめて救われたのです。有難うございます。

今もやはり、人の眼を正視できません。しかし、それでも、苦しくはありません。ゆるやかな微笑も、けっして、女性的であり、屈辱的であるとは、思わないようになりました。赤面もいたします。しかしこれはけっして、不甲斐のないことであるとは思いません。かえって人間としてのうるおいがあって、奥床しいところがあるのだ、と思うようになりました。そしてはじめて、私の日記には、対人恐怖の煩悶の言葉がなくなり、胸の病を治さなければならないという言葉が、書かれるようになったのです。今になって、なにゆえに早く、せめて二年も前に、一心に先生の著書を読まなかったかと悔まれてなりません。しかし、この朗らかな心で、胸の病も必ず治してやると、かたく心に誓っています。一言にしていえば、私は、あるがままにあれ、という言葉に捉われて、しかも自然に服従し得ないので、不自然を自然となそうとして、あせり、もがいたのであると思います。四月号の形外会の記事で、荒巻氏の問にお答えなされた先生のお言葉くらい、心にぴったりきた言葉はありませんでした。また、六月号の「色黒の七徳」を面白く拝見しました。考えてみますと、私の顔も、色は黒いうえに赤く、正視恐怖のために眼はぎらぎらで、まるで仁王様のようであろうと思います。それゆえ私は、自分にはこんな悪癖があって、人を恐れ、かつ客観的に私くらいに醜い男はいないでしょうと、誠意をもって人に告白したのが、一番結果が良かったようでした。先生の「誰よりも劣る男であることに、徹底すること」とおっしゃる言葉が、ピンと響いたのでした。「神経質」は本当に、われわれ神経質者のバイブルです。

私はこんなふうにして全快いたしましたので、喜びのあまり、かかせていただきました。これも先生のご恩の万分の一に謝する言葉です。病床から、先生のお変わりなきご健勝と、神経質の発展とを祈り、筆を擱《お》きます。

3 気の小さい友を救って下さい

問 Aは、今年二十八歳。中学卒業後、会社の事務員となり、二年になりますが、幼時から赤面癖で、近頃それがますます烈しくなり、非常に苦しんでいます。

人を訪問したり、社長に報告や説明をする場合などには、顔面がブルブルと慄《ふる》え、頸筋が硬直してしまい、思うこともいえなくなり、胸がガスでも溜ったように込み上げてきて、一句一句、呼吸してからでないと語が出ず、ことに議論などする場合には、足がフラフラして、女にも劣る小胆さに、自分ながら世界一の不幸者だと、泣いて私に訴えます。

この頃では、人に見つめられているなということを考えただけでも、頸筋が硬直し、茶碗を持つ手まで慄えて、お茶が呑めないほどです。これを治そうために、彼はいろいろな心身強健術や錬胆術などの著書を読み、無念無想になろうと努めていますが、一向効果なく、ことに最近では、結婚問題について非常に恐れています。儀式張った三々九度の式などは、到底実行できないから、そんなことのない、カフェーの女給とでも、一緒になっちまおうなどといっています。彼には、写真をとるということが、絶対にできません。こんな状態では、会社における彼の寿命も、覚束《おぼつか》ないように思われます。

私は、森田先生の『神経衰弱及強迫観念の根治法』を薦めてみようと思いましたが、一応、ご

相談申し上げてからにしたいと存じます。　　　　（愛読者）

自ら努力するよりほかはない

答　たんに気が小さい、恥かしいために、人世のことができない、というならば、それは意志薄弱者である。しかし何とかしてこれを治したい、すなわち人並以上の人間になりたいという気概のために苦悩するものは、立志者であり、修道者であり、勇者である。これが間一髪の差であります。

偉くなりたいということを失念して、気の小さいのを治したいと考える。たとえば、試験に及第したいということを忘れて、気楽に本を読みたいと考え、あるいは貯金することをやめて、金の欲を離れる修養をするというふうの考え方をするのが、神経質という気質の人であり、これが亢じて強迫観念というものになる。ここに問いの人は、その強迫観念であり、赤面恐怖もしくは対人恐怖と称するものであります。

これを治すには、第一に本人が、治したいために自分で進んで問わなければ、他人が側から世話を焼いても、なかなか治らない。教える私にしても、あまり乗り気にならないことであります。

デモクリトスは、吃呐《きつとつ》で、訟訴に負けたことに憤慨して、奮闘、努力、大雄弁家になった。亀山天皇は、雷の時、縁側に出られて、雷恐怖を治されたのです。

出世したいということを忘れて、課長の前で恥かしがり、立派な妻を獲《え》たいことを失念して、下等の女を楽に弄ぼうとする等は、皆自分の心底の本来の性情すなわち欲望の捨てがたいということに気がつかず、誤った見解、屁理屈をもって、目前の自己の苦痛から逃れようとする卑怯な心掛けであります。しかも、もしこれが意志薄弱者で、本来欲望の乏しい性質ならばそれなりに済むけれども、神経質の性格は、これに反して、欲の上にも欲があって、欲望は捨てきれず、その上にその大欲望を、苦痛も恐怖もなく安楽に獲得しようとする、虫のよい理屈を割り出すから、その結果として、他人の成功は、ただで楽でできたように、偏見をもって解釈するのであります。

「写真をとることが絶対にできない」とか、そんな「絶対」は、独断のわがままの用語であって、能《あた》わざるに非ず、なさざるなりである。ただ苦痛を覚悟して、欲望を見つめればよい。結婚問題があれば、恋するがよい。恋するには、その候補者を、ただ閉目して静かに、心の内に見つめ、その人の良いことのみを思いつめるとよいのであります。

4　赤面恐怖の同病者が多いことを知って

僕も、森田正馬先生によって救われた一赤面恐怖患者です。

僕は、中学二年の時、赤くなる赤くなると、教室内で囃《はや》したてることが流行した時、赤面恐怖に捉われたのです。

そして、この時ひょっと、女に対して恥かしい思いとこの赤面とが、何か離れない関係にあるように思われました。それ以来、赤面、女ということばかり気にかかり、道を歩くも、運動するも、教室内でも、あるいは家においても、四六時中、僕の心を離れず、赤の声にさえ怯えました。執着ということの、いかに恐ろしいことでしょう。

道を行く時、女に対して赤くなるのはもちろん、教室内においても、赤、女、つづいては性関係のことは何でも赤くなり、自らそれを探し求めてろくろく勉強も手につかず、生きた気もなかったのです。それがため、一日も早く陰惨な中学時代の去ることを求め、卒業式にも出席せず、証書は一年後、小使により送り届けられたのでした。

二十歳の年、局に入りまして、赤面恐怖を思うと身を切られる思いがしましたが、家人が煩わしいので、仕方なかった次第です。やがて、赤面恐怖が頭をもたげました。女給仕の後姿がチラッと眼についても赤くなり、そのため、たちまち有名になりました。しかし、僕は自尊心高く、自分は赤くなると考えたことは一度もなく、自分は赤くならないと信じ、しかも赤くなっていました。その頃、僕は、一年有余も、岡田式静座法を独習しました。よく何時間も、じっと動かずに坐っていたものだと今も感心しています。静坐している時、僕は赤くならない、という自信が起こるのでした。家にいる時は、何もしなくとも、赤くならないということにさえ気がつかなかったのです。

二十一歳の春を迎えました。書店で、先生著『神経質及神経衰弱の療法』を見出したのが、私の救われるに至った幸運の鍵でした。僕の第一に驚嘆したことは、僕と同病者のいたということでした。事実、僕は、広い世界に、赤面などに悩まされるものは、自分一人くらいのものだと考えていました。幾度、この書を繙《ひもと》いたことでしょう。今日に至るまで、僕は暗記するほど読んでいます。なお先生著『神経質の本態及療法』も熟読いたし、回を重ねること数回、ついにこの恐怖は、全治したと思いました。

先生の「事実を事実として忍耐せよ」という教えをたやすいことのように思ったからです。そしてその教えの奥底に、徹することができなかったからです。己れを捨てられないままに、捨てているのが、僕の現在です。赤くなりながら、人を恐れながら、馬鹿にされながら、ジーッと忍耐して、自分のなすべきことをなしています。自分の苦痛を回避するために宗教書を読んだとて、それは全く、自分の重荷になるのが関の山でした。

僕は、昨年六月頃から、絵を描いています。画家になりたい志はやむにやまれませんが、親に心配かけるので、余暇に一心に描いています。人の多い場所にカンバスを立てなどしていますが、恥かしいまま、怯えながらも一心不乱に描いています。知らず知らず、先生の教えに感化されたためでしょう。一線を引くにも、充分な慎重さをもって、幾度も幾度も思い通りに直してからでなければ気の済まぬ心理は、神経質の特異なところでしょう。すぐ赤面するほどの神経質であればこそ、画を描く幸福感が得られるのだと、初夏の景色を写生しながら、つくづく僕は神経質に感謝しました。今なお、女の笑い声にさえ、赤面恐怖を持ちつづけている小胆者ですが、その場限りで、その恐怖は薄らいでいきます。将来の大画家を夢見つつ、また局の仕事を努力してやっています。

今自分は、苦しかった過去十四歳より二十三歳にいたる九カ年に及ぶ苦悩、それは全くわがまま、利己心からであることを知り、自ら求めて前途を暗黒にしていたことを、慚愧《ざんき》しています。闇黒の中に光明を見出させ下された先生に対して、僕は熱い感謝を表せずにはいられないのです。最後に、先生のご健康と、神経質の発展を祈りつつ。

5 対人恐怖地獄の中から

私は、これまで十六年間、静中の工夫というのをやって来た。しかし、この強迫観念は、治らないのだ。十六年間、明けても暮れても努力したけれども、治らないのだ。

去年の秋、森田博士の著書を一冊買い、それから、他の三冊を買い、雑誌「神経質」第一巻から送ってもらい、全部に目を通したけれど、対人恐怖というものの深刻さが、自分の経験したほどよく出ていなかったが、三月号の雑誌を見ると、十九の婦人の手紙によく出ている。

実に同感共鳴で、実に対人恐怖の深刻さというものは、あの通りのものである。私は男であるが、しかも対人恐怖の心理なり、現象なりは、そっくり同じところがある。

私は、今でもその通りでありますが、十何年、ないし二十何年前、学生の時に、教室で顔が上げられなくて実に困った。この婦人なんか、姉や親にそれを話しているが、私は負け嫌いで、あまり人には言わない。人中における苦しさは、話にならないのだ。それで、何年か頑張ったが、とうとう退学してしまった。

実に、この婦人の言っているように、何の因果でこんなひどい目に会うのかと、怨めしくてならないのだ。そして溜息をついて、二十何年を送って来た。こんなことは、松村介石先生などに訴えても、同情はしてもらえぬだろうが、その貧乏なぞいうことも苦しいであろうが、対人恐怖の苦しさは、全く別種のものである。腹を切る痛さは我慢できても、こいつは、容易に我慢ができまいと思われる。

心の中は、杉浦重剛先生が、二十二の時、はじめて西洋に乗り出すその船の中で、生きてはまさに、雄図四海を蔽うべし、という詩を歌った、あの時の先生の意気にも負けない意気を、私も持っていなかったとは言わないが、一度、対人恐怖に睨みつけられると、もうぐうの音も出なかった。

この婦人の書いていること、読み進むに従い、全く同感。私も往来なぞ歩いて、向こうから数人でも連れ立って学生なぞ来ると、妙に固くなってしまう。

世の中に、こんな病があるということは、おそらく一般にはまだわかっていまい。こんな病にかかっている人間は、たとえ体は寸分申し分なく、完全で立派でも、兵隊としては役に立たない。つまり、徴兵には不合格にならなければならないわけであるが、おそらくそんな理由で不合格になったりした例は、あまりないでしょう。すべて人中に出てする商売は、何にもできはしない。

ただ私は、この婦人のように、病気の性質がわかっていなかった。ただ神経質と思い、ただ臆病とばかり思い、ただ思想がまとまらないと思って、二十年を送ってきた。そしてどう工夫しても埒《らち》が明かないので、学校もやめ、一室に籠城し、出て人に交らず、自己の心の始末をつけて、それから世に出て、人並みの働きをしようとしたのである。そして、そうなるには、白隠禅師の本にも、「勇猛の衆生のためには、成仏一念に有り」とあるから、私とて、一日かないし一カ月もかかったら治るであろう、大胆になるであろうと思って、その悟れる日が今日か明日かと、明けても暮れても専心努力、専心思想、いつか春過ぎ夏来り、また秋の風、冬の霜、とうとう盆も正月も、いくつもいくつも打ち越えて、十六年ぐらいも経ってしまった。そして何ら強迫観念上、得るところなかった。

「どうしても、人と顔を合わすことができない。自分の顔が変になって、どうにも人に顔を見せられない。顔が変になる。次第次第に増してくる。目が自然に泣けてくるようで、笑っても、いやな笑い方になる。身も世もあられぬ心地。先生の顔を正視することができず、うつむいても悪いようで、いつも変なふうになるのが常でした。」以上、全然同感であります。二十何年、このような状態をつづけてきた私が、いかに、この心の癖を治すことができるか。

6 震顫恐怖の例

三十二歳、医師。震顫恐怖の患者。小児期から虚弱で、小胆臆病であった。十三歳、中耳炎にかかり、十七歳と二十四歳とに二回、上顎竇蓄膿症《じょうがくとう》を手術したことがある。その他チフス、マラリア等に罹ったこともある。四年前、結婚式の時、杯を持つ手が震えたことから、はなはだしく羞恥を感じ、これがいわゆる「心の外傷」となって、はじめのころは、その儀式に列席した人のみに対して、その人々に会うごとに震顫《しんせん》を起こしたが、後には、一般の人に対しても手の震顫を起こすようになった。また長者高貴の人の前に出ては、腋の下、手のひらに発汗はなはだしく、心悸亢進を起こし、全身の震顫を起こすようになる。人を訪問すれば、茶や酒やを出された時の羞恥の感を予期恐怖するから、他人を訪問することをなるべくやめ、ためにますます陰鬱に陥るのである。

およそ羞恥や恐怖には、何人も当然震顫を起こし、手は震え、声も震えるもので、これを強く意識し、感動を起こすために、ますます震顫を起こし、震顫恐怖が発展するに至るのである。かの対人恐怖と同様のものである。さて「精神性・持続外傷説」ということについて、本例のようなものは、はじめ結婚式の時のことが、第一の心の外傷である。それであたかも一度、皮膚に外傷を受けて、これがまだ瘢痕《はんこん》を作らない間に、絶えず外部の刺戟が加わる時には、その傷は癒える暇なく、ますます拡大して、深く潰瘍を生ずるようになる。この見解によれば、治療法として、その傷の癒えない間は、よくこれを保護して、外刺戟から避けなければならないという着眼点になる。しかし、この外傷というものは、私の挙げた多くの例について知るように、その刺戟が、普通の人には少しも外傷とならない。しかも、なかには、ちょっと触って、血も出ないような、きわめて些細な精神的外傷もある。すなわちその本態は、外界の刺戟ではなくて、本人の精神的抵抗力のいかんにより、外傷ということは、ことさらに挙げて論ずる価値のないものであると思うのである。

7　発声恐怖の例

二十三歳男。これも対人恐怖の一種であるが、生来、恐怖心が強く、忿怒《ふんぬ》しやすい方である。中学二年の頃、声変わりの時、自分のキイキイという声がきまり悪いと思うことから、人前を恐れるようになった。学校で、読み方の順番がきた時など、声を出すことができず、先生から特別扱いにされたことがある。また徴兵点呼の時など、自分の名を呼ばれるということにははなはだしい予期恐怖を起こして、呼ばれた時は全く夢中で、自分で返事したのかしなかったのか、覚えがないのである。

その他、患者は、風邪を引きやすくて、多い時には、月に三回ばかりもあるとのことであるが、これは感冒ではなくて、神経症である。患者の希望は、高等学校入学であるけれども、この恐怖のためにいつも試験場で、精神混乱を起こしてしくじることが多いのである。

8　正視恐怖の例

二十九歳女。これも対人恐怖の一種であるが、患者は、五歳の子の母で、かつて女学校の音楽教師を勤めたことがある。患者の訴えるところによれば、患者は小児期から小心で、学校でも、手を挙げることができなかった。頭痛常習がある。十七歳頃、寝つきの時、突然雷のような激しい音を聴き、呼吸がつまって、声の出ないようなことがあって、一年ばかりの間、時々同様のことが起こった。(将眠時の幻覚もしくは庶夢。)二十二歳頃、音楽教師をしていた時に、学校で眩暈卒倒を起こしたことが、三回ばかりあった。時々暑中でも、悪寒発熱の感のあることがあった。この頃は、学校でも常に他の教師から悪感情をもって迎えられ、除けものにされているのを悔やしく思っていた。ある日廊下で、校長に出合い、激しくにらまれたことがあって以来、次第に人の眼を見ることができなくなり、人と接すれば、絶えず眼のことが気にかかり、恐怖苦悶を起こすようになった。談話の時など、下ばかり見ているのは、客に対して無礼ではあり、かつ自分のあまり小胆卑屈なことを思われるのを苦しく思って、強いて人の眼を視ようとすれば、にらむようになって、ますます苦悩を感ずる。芝居を見ても、傍の人が自分を見ているのではないか、と絶えず気にかかり、その方に、見向くこともできず、ただ茫然と舞台の方に向かっているのみで、芝居の方もわからなくなることがある。女中に対しても、その眼を見ることができず、自分が威厳を失い、軽蔑されることを気にして、ますます煩悶を起こすようになる。したがって厭人となり、自分の卑屈で腑甲斐なきを思って悲観に陥り、来客の音にも恐れるようになった。気合術を受け、静坐法など試みたけれども効がなかった。つまり患者の主症候は、眼の恐怖である。ここに記載したのは、患者の訴えるがままであるから、校長ににらまれたとか人から除けものにされたとかいうことも、患者の性格から出た主観的な観察であって、おそらくは、実際でなかろうということを推測しなければならない。

本文中に、今日から見て不適切と思われる言葉づかいがありますが、森田療法理論成立時の時代背景などを考え、著者が故人でもあるため、そのままとしました。

解説

高良　武久

1　神経質症状と対人恐怖

神経衰弱という言葉ほど濫用されている学術語は少ない。この点では一般の人々も非専門医も五十歩百歩である。神経衰弱が昂じて精神病になったとかいわれているが、神経衰弱は精神病とははじめから別のもので、神経衰弱はいくら昂じてもやはり神経衰弱であるし、精神分裂病などは本質的に異なったものである。

従来学者が神経衰弱として分類したものをよく調べてみると、別にこれは神経の衰弱と関係のないもので、精神的条件からくるものだということが明らかになった。このことは欧米の学者も次第に気がついてはきたが、このことをいち早く徹底的に究めて、神経衰弱なる病名を放逐したのは森田正馬博士の大きな功績である。

いわゆる神経衰弱患者をいくら休養さしても、鎮静剤を与えても治らないのは、本症が元来神経が疲労しているとか衰弱しているとかいうものではないからである。かえってどしどし仕事をすることで症状が良くなるものが多く、また患者達も種々の症状を訴えて悩むけれども、やれば普通人あるいはそれ以上に仕事もできるので、これらの点から見てもいわゆる神経衰弱症は、神経の衰弱とは関係はないことがわかるのである。

それで森田博士は神経衰弱という病名を廃した代りに神経質という言葉を用いた。そうして本症の原因を明らかにして、従来の治療法と全く異なる療法を発見して世界に誇るに足る画期的な業績を挙げたのである。

近年精神医学の方面でも治療法は相当の進歩を遂げ、種々の精神安定剤をはじめとする向精神薬も開発され、その数も莫大なものであり、ある種の精神障害に効果をあげるものもあるが、しかし、種々の神経症、ことに最も数の多い神経質症状に対してはこれらの薬剤もほとんど効果が期待されず、また精神分析療法その他の精神療法もその実効の点になるとはなはだ頼りない。森田博士が神経質症の新しい治療法を始めてから三十数年になるが、現在に至ってこれに代り得るものがなく、その価値はいよいよ光を増しつつある。ただ服薬注射というような物質治療でなく、精神的指導が主であるので、一般の医家は敬遠しがちであるのはまことに遺憾のことである。

2　神経質症状

神経質症状は人によってさまざまであり、なかには一人で数種の症状を持つものもあり、またある時は対人恐怖、ある時は不眠症とか同一人で症状が移り変わることもある。症状の形は種々あるが根本は同じようなもので、治療の原因も共通している。

神経質症状は便宜上、大体次の三種に分類される。

一、普通神経質。不眠症、常習頭痛、頭重感、頭内茫乎感、頭内感覚異常、疲労亢進、能率減退、胃腸神経症、劣等感、小心取越苦労、性的障碍、眩暈、書痙、耳鳴、震顫、記憶不良、注意散乱、了解困難、読書困難、尿意頻数等

二、強迫観念。対人恐怖（赤面恐怖、正視恐怖、自己表情恐怖、被圧迫恐怖等）、疾病恐怖、不潔恐怖、不完全恐怖、卒倒恐怖、外出恐怖、吃音恐怖、罪悪恐怖、雑音恐怖、瀆神恐怖、雑念恐怖、鋭尖恐怖等

三、発作性神経症。心悸亢進発作（心臓神経症）、不安発作、呼吸停止恐怖発作等

以上のような症状の他にその人によってなおさまざまな症状があり得るわけであり、またこのうち普通人も内省すればある程度かかる症状のあることが自覚されるものである。だから神経質傾向は世上無数にあるのであるから、特に病的として取り扱う必要はないわけである。しかし症状のために当人の苦悩が烈しくそのため日常生活に支障を来たす場合、その程度によって病的な

ものとして治療の対象になるわけである。

なお神経質症の人は他の精神病などと異って、外観的には常人として変わったところもなく、抑制力もあって突飛な行動に出ることもないし、普通常識も具《そな》えていて、反社会的な態度や行動も見られない。ただ症状の苦痛のために自宅では往々不機嫌になって、家人を困らせることもないではないが、他人に対してはほとんど全く正常人と異なるところはないのである。なお精神病の場合は自分が病的だという自覚がなく、したがって病気を治そうと自ら助力することもないか、あってもきわめて表面的なものに過ぎないが、神経症の場合は反対に、普通のことも病的であると考えてそれに捉われるので、病識は強いのが一般である。だから何とかしてこの症状、この苦悩から脱却しようという念願が強いので、この点精神病などと全く異なるところである。

神経質症状を起こしやすい人の性格

神経質症状がどんなたちの人に起こりやすいか私どもが種々テストなど使って調べて見ると、大体内向的性格の人に多いことがわかる。外向的な人にもあるにはあるが、内向に傾いている人に多いのである。

内向的な人は、自己反省に傾き、長所としては思慮深く、細心で、反社会的なところも少なく、人から信用されるようなたちであるが、悪くこじれると劣等感、引っ込み思案、非社交的、臆病、ひねくれなどというようなふうになりやすい。

外向的な人は自己反省よりもむしろ外界に働きかける方が強く、進取、活潑、積極的であるが、欠点としては無反省、軽卒、卑俗、粗雑というふうになりやすい。

一般の人々は内向性外向性を両方とも持っているので、社会生活を営むことができるわけである。外向性ばかりでは失敗が多く、内向性ばかりでは消極的になり過ぎる。われわれの筋肉には伸ばす筋肉（伸筋）と曲げる筋肉（屈筋）があって、それが微妙に制し合って調和のある運動ができるわけである。机上のペンを取るにしても伸筋だけ働いては指はペンより先に伸びてしまうし、屈筋だけでは、ペンのところまで伸びないという具合になる。

普通人には外向性も内向性もあり、同一人においても時と場合によって外向性が強く発揮され、あるいは内向性が主になったり常に変化しているわけである。得意な時は外向的になり失意の時は内向になりやすいということもある。

生れつき外向的に傾いた人もあり内向的に傾いた人もあるが、後天的な環境や修養によっても向性は相当変化し得るものである。たとえば神経質症状に苦しんでいる時は平生より一層内向的になっているが、森田療法で症状がなくなると相当外向的になることは私どもがテストして証明したことである。

さて内向的な人は、自己反省に傾き、自己の心身の弱点に捉われて種々の神経質症状を起こしやすい傾向がある。たとえば人前に出てあがったりすることは誰にでもあることであり、普通人は別に大して問題にしないのであるが、内向的な人は、これが自分の大きな弱点である、こんなふうでは思うように活動できないという具合に、そのことを重大視して、それに捉われるということがある。しかし神経質症状を起こす人が必ずしも平生はなはだしく内向的であるとは限らないので、いつもは積極的で活潑な人でも、ある動機から急に捉われてその点で非常に内向的となるものがある。

神経質症状を起こす人は内向に傾く人が多いけれども、内向性ばかりであれば、甘んじて消極的生活を送るわけで、神経質特有の葛藤はないわけである。神経質の人は一面向上欲が強く、意志力も相当に持っており、そのためにいよいよ自己の内向性に反撥をおぼえて、一層苦悩を増すのである。だから神経質者の性格は単純な内向性格ではなく、内向性に反撥する外向性を持つ複雑な性格者である。なお神経質症状を起こす人は、感情鈍麻の人はなく感受性も強く、知能も普通以下の人は少ない。

要するに神経質者は本質的に性格的欠陥があるのでなく、後に述べる種々な理由によって、不調和の状態になっているのであるから、これを是正すれば立派な社会人として有為な人物たり得るものであり、この点われわれ神経質治療を行うものが常に経験して愉快に思うところである。

3　神経質症状の成因——直接の動機

神経質症状を起こし始めた時、その直接の動機を自覚する人としない人がある。夜中に不安な夢を見てさめた時、動悸が高いのに気づいて心臓神経症になるとか、医師に血圧が高いといわれて脳溢血恐怖になるとか、特別な過労の後に頭痛を覚えその後頭重感がつづいている、試験勉強中不安のために眠れないことから慢性不眠症になるとか、教室で先生に尋ねられてうまく答えられず赤面して、友達からそれを冷かされてから対人恐怖になったとか、動機は人によってさまざまであるが、これをよく覚えている人もあるが、動機を全く知らない人も多い。動機は日常ありふれたこともあるために特別の注意を引かないので忘れてしまう人が多いし、また症状の方にだけ気が向いてそれに気を取られて動機など省みるひまもなく、自分では何の動機もなく起こったと思う人も多いわけである。

4　不安な環境

物事が順調にいっているときは、神経質的になりにくいものであるが、不安な環境にあると内向的になり、物事を悪く悪く解釈しがちなことは誰でも経験することである。たとえば学生が入学試験を控えているときなど、不安になって種々のことが気になる。平生、時として頭の重いことがあっても特別気にならないが、試験期にそんなことがあると、これでは思うように勉強できない、落第するかも知れないというような不安が強く起こり、頭重感に執着するようになるようなものである。はじめて寄宿舎に入って不安な心境のあるときに対人恐怖を起こすとか、税金に対する不安のために神経質症状を起こしたりする人もあり、境遇の急激な変化に順応し得ないで症状を起こす人がある。そして一度神経質症状が固定すると、不安な境遇とはもう関係なくいつまでもつづくことになる。たとえば試験期に読書困難を覚えて苦しんだものが、入学してから後までも読者不能の強迫観念に悩みつづけるという具合である。

5　症状固着の理由

1　ヒポコンドリー性基調

同じような体験があって不快感があっても、ある人はその時だけのことで後に残らないが、ある人は神経質症状としていつまでも悩みの種子になるのはなぜであろうか。

森田教授は神経質症状発生の基礎はヒポコンドリー性基調であるといわれたが、私の見るところでは、この基調は素質と環境の影響でつくられるもので、内向的に傾きやすい人が、何か不安な環境で、自己の心身の現象を自己保存上不利なものであると感じ、そのために自己が外界に順応し得ないという不安な気分の状態である。たとえば炭火に当って軽一酸化炭素中毒などで偶然頭が重いと感ずる。この時ヒポコンドリー性気分の人はこれは脳が悪いためではあるまいか、勉強すれば一層悪化するのではあるまいかなどという不安な体験を持つのである。これが症状発生の一段階である。

2　精神交互作用と自己暗示

次に森田教授のいわゆる精神交互作用が起こる。頭重感に例をとってみると、注意は頭部の感覚に集中され、そのために一層頭重感が明瞭に感じられ、その結果不安はさらに増して注意は一層頭部に集中するということになる。心臓神経症状などではこの関係は一層著明で、ある不安な連想によって心臓の鼓動を感ずるとこれがさらに不安を増大せしめ、動悸はさらに亢進するのである。対人恐怖の場合にも同様で、人前に出て顔のほてる感じがすると、自己の顔面に注意が集中する。するとほてる感じが一層強く感じられ、同時にそれをきまり悪く思う心が倍加し、そのために一層赤くなると感ずるという具合である。その他頭内朦朧《もうろう》感、眩暈、耳鳴、胃部のもたれ感、疲労感、記憶不良など身体的方面にも精神的方面においてもこの交互作用は行われるのである。

なお症状固着の原因として重視すべきは自己暗示作用である。ヒポコンドリー性基調においては不安をきたす諸事情に対してすこぶる推感性が高まり、自己の不快感覚不快感情に自ら暗示されやすく、これによって不安な信念が形成され、患者はその中に閉じこめられて不断に無意識的に自己の症状に注意を向けているという結果になるから、病感は不断に存在するということになるわけである。

3　思想の矛盾と葛藤

毛虫を見て気味悪く思い、花を見て美しく感ずるのは人情の事実であるから、われわれはただ素直に受け入れているから葛藤にもならないわけである。しかしここに対人恐怖の例をとってみよう。人に対して時に不安羞恥を感ずるのは元来自然の人間性で、何ら病的現象ではない。ことに多人数の前、長上の前、あるいは異性の前で硬くなるとか、気後れするとか、きまり悪く感ずることは人間としてありふれた事実である。しかしかかる感情はけっして愉快ではないから、ある人々はこれを嫌がって、人前でけっして心を動かすべきではない、平然としているべきであると念ずるのである。これがすなわち思想の矛盾である。「かくあるべし」という思想で「かくある」という事実に挑戦するのである。事実はどうすることもできない。それをどうにかしようとすることは叶わぬ戦であり、不可能を可能にしようとする争いであり葛藤である。この叶わぬ戦の苦しみが対人恐怖症という強迫観念である。対人恐怖に限らず他のすべての強迫観念あるいは恐怖症の根本にこの思想の矛盾と葛藤が横たわっているのである。

それで私は従来の強迫観念の定義に飽き足らず、新しく森田博士の説を取り入れて次のように定義したのである。

「強迫観念（あるいは恐怖症）とはある機会に何人《なんぴと》にも起こり得る心理的あるいは生理的事実を、ヒポコンドリー性基調から、何か病的なこと、異常なこと、あるいは自己保存上不利なこととして不安を感じ、この不安をきたす事情あるいは不安そのものの否定排除もしくはそれより逃れようとして成功し得ない心的葛藤、およびそれに附随する苦悩煩悶の全過程を意味するものである。」

6　神経質症の治療

従来の治療法は、本症が神経の衰弱に基づくものであるという考えから、神経系統の安静と快復をはかるという意味で、休養、鎮静剤、強壮剤等が用いられたのである。かかる療法がほとんど効果をあげ得なかったのは、本症の成因から見ても当然のことである。物質的治療が効を奏しないので、次第に精神療法が重視されるようになったのであるが、その精神療法も不徹底であり、あるいは非科学的なものが多く、実際の役に立つものがほとんどなかったのである。しかるに森田教授は新しい精神療法を創案して、治療不能と思われた強迫観念に対しても画期的な効果を上げることに成功し、その後多数の追試者を出し、森田療法がわが国において世界に誇るに足る新しい創見であることが、学界に認められるようになったのである。

治療の根本原理は、苦痛煩悶はそのあるがままに、これに直面没入させ、これを逃れようとか、克服しようとか、紛らわせようとかの一切の抵抗的心理を去って、事実服従の体験によって気分本位を脱却させ、同時に精神交互作用を遮断し、一方作業によって注意の外向化をはかり、即物的態度を馴致させるとともに積極的活動の自信を知らず知らずのうちに体得させるのである。

そしてかかる過程はたんなる説得によって実現されるものではなく、患者を一定の環境において、適当な条件を与えることによって、患者の心境がこの条件に応じて自ら変化するような組織の下に行われるのである。その間患者に日記を記載させ、その精神的変化に応じて言語的にも指導するのであるが、積極的になれとか気を大きく持てとか、外向的になれとかの抽象的指導ではなく、できるだけ具体的に、実際に適する生活指導を行うのである。

この組織は四期からなり、各期において特有の心理的変化が行われる。

第一期は四日ないし七日間の絶対臥褥《がじょく》で、この間患者に読書、談話、書字等一切を禁じ、ただただ苦痛煩悶のままに放置する。患者ははじめ一両日の間は治療を受けるという安易な心持ちであるが、次第に種々の想念が雲のごとく湧き、煩悶苦痛はかえって倍加することもある。しかるにこれに抵抗せず苦悩のままに放置する時は、感情の法則に従って時とともに苦痛は次第に消褪し、五、六日目頃は無聊《ぶりよう》退屈感が起こり、堪えがたい活動欲が起こり、起床を渇望するに至る。この時期に起床軽作業、すなわち第二期に移る。起床して患者は一時気分の爽快を覚える。彼らは臥褥中外界の刺戟に餓えていたから、外界は今新しい魅力を持つのである。患者はしばらく気分よく働くが、数日のうちに反動的に不快を感じしばしば退院を希望することがある。しかし快を快とし、不快を不快として、気分のいかんにかかわらず仕事をつづける習慣を養いつつ一、二週間後、重い作業に移行させ、ますます持久忍耐力を養成するとともに、気分のいかんにかかわらず、充分に作業し得ることを体得させる。この期になれば外向的態度も次第に固定するので、一―二週間後複雑な実際生活に入らせる。この期には外界の複雑な変化にも順応するようにし、これが退院後の実際生活への準備ともなるのである。

治療に要する日数は、患者の人格、理解の程度、症状の軽重に従って一定しないが、早いものは二週間にして全治の状態に入り、なかには入院によらず、一回の診察によって著しく軽快するものもあり、われわれの著書を読んだだけで治癒する人もあり、また外来日誌による指導でも奏効するものがある。しかし最も徹底的なのは、入院治療によるもので、多くは四十日内外で治癒するものである。

7　対人恐怖症の治し方

神経質症状治療の一般的要領は先に述べたが、個々の症状に対する治療の方針、心構え、症状成立の機転に関しては、森田博士の諸著書および拙著にゆずり、ここには対人恐怖症に関することをやや詳しく述べることとする。

対人恐怖の種類

1　赤面恐怖　人前で赤くなること、顔のほてる感じが、人に注目されるようで非常に恥かしく、そのために人前に出ることを嫌がるものである。こんな人は人から血色が好いといわれても、自分の赤面を指摘されたようで、はなはだしい不快を感じたりする。そのために種々の小刀細工もやったりするもので、非常に暑いという恰好をして、顔の赤いのも暑さのためだと人に思わせるようにしたり、何度も冷水で顔を洗ったり、酒でごまかしたりする。まるで赤面地獄に堕ちたように悩むものである。ところがなかには格別顔は赤くならないで、ただ自分でほてる感じがするので、赤くなるものときめこんでいる人もある。

2　正視恐怖　人と面と向かっているとき、視線のやり場に困って非常に狼狽する。その不快を嫌がって人前に出るのを避けるのである。これではならぬと、相手を見つめると苦痛はますます烈しくなってくる。

3　自己表情恐怖　仮にそういう名称をつけたのであるが、人によってさまざまである。自分の顔が醜いときめこんで、人前に出られない、人に失礼になるというもの、人に対するとき顔がこわばるとか、笑う時も泣くようになるとか、唇の曲り方が変であるとか、ことに多いのは眼に関するもので、自分の眼つきが鋭くて人に不快を与える、白眼が多過ぎる、眉がどうであるとか、自分の顔の道具に種々の難癖をつけて、人前に出られないと歎くのである。そのために、眼鏡を種々取り代えてはかけてみたり、眼科医のところに行って手術を受けようとしたりするものもある。また自分の眼に力がないということで、人から軽蔑されると思い込む人もある。

4　その他の症状　また顔だけに限らず、物事をするのに自分の手つきが変である、歩く時の恰好が変であるとか、あるいは自分の体臭が人に不快を与えることを気にするというのもある。

腋臭があると思い込み、また事実多少あるのを非常に重大視して、毎日シャツを洗ったりしなければ人前に出ようとしないものなどもある。

対人恐怖にも種々あって、個人に対しては格別のことはなくても、多人数の前に出るのが極端に嫌なもの、あるいは個人的対談に際して、話すべき話題のないことが苦になるもの、人に対するとき堅くなり、ぎごちなくなるのを嫌がるもの、ふるえるのを恐怖するもの種々さまざまである。

対人恐怖は誰にでもある

さて人と接し交るからには、人に好感を持たれたい、人から重くも見られたいと思うのは人情の自然であるが、その反面には、人に不快を与えやしないか、人から嫌われやしないか、軽蔑されやしないか、というような心配も起こるのが普通である。対人恐怖はこういうところから起こってくるわけである。

だから、ある程度の気後れというようなものは、誰にでもあるのが普通である。ここに十人の人があって、大勢の前で話をするのが好きか嫌いか、と訊ねられるとすれば、まず十人のうち九人は嫌いだというのである。してみれば、嫌なのが普通で、好きなのが特別であるといわなければならぬ。長上の前でかたくなるとか、圧迫されるように感ずるとか、異性の前で顔がほてるとか、人前で萎縮する、ぎごちなくなる、視線のやり場に困る、自分の表情が歪んで人に不快を与えるように思うとかいうような、いわゆる対人恐怖、赤面恐怖、正視恐怖、表情恐怖などは、誰でも、時と場合によって経験することで、何も病的なことでもなく、特別なことでもないので、人情の自然であるといっても差支えない。

捉われるか捉われぬかの違い

対人恐怖は時と場合によって、誰にでもあるものだから、あるのが普通と心得て、そのままあっさり思い捨てている人は、それに捉われることもなく、時に対人恐怖的気分になるとしても、それを強く意識することもなく、その場限りで過ぎ去って後を残さないのである。ところがそれに捉われる人は、人と面接するごとに、強く対人恐怖を意識して苦しみ、人に逢わなければならぬことがあれば、もう何日も前からそれを苦にし、はては毎日毎日対人恐怖の地獄にいるように思い込んでいるのである。そのためなるべく人に逢うことを避けるようにし、生活は消極的に引っ込み思案になり、自分の能力を発揮し得なくなるので、そのためにひどい劣等感を起こしたりする。

なぜ捉われるか

常に対人恐怖を問題にして、人中に出るのを何よりも嫌がるのは、すでに対人恐怖に捉われているからであるが、どうしてそういう工合に捉われるのか、その理由を知れば、その捉われから脱け出す道も、おのずから会得することができる。

捉われる根本的な理由として、第一に神経質の人は、普通人の誰にも起こる対人恐怖を自分だけに特別なものと心得て、それが自分の生活にとって非常に不利なものと思い込んで、この当然あるべき自然の人情を、否定しようとしたり、それから逃れようとしたりすることにあるのである。花を見て美しいと感じ、蛇を見て気味悪く思うのと同じように、人に逢って気後れがすることもあり、人に注視されてぎごちなく感じたりすることも、同じように自然の人情なのであるから、自分の思い通りになるものではない。蛇を見て気味悪く思うのは嫌だから、愛らしいものに思いたいと念じたところでそうはゆかない。強いて愛らしいものと感じなければならぬと固執すれば、それは不可能を可能にしようとする葛藤になる。かなわぬ戦争をするようなもので、いよいよ苦しむばかりである。

対人恐怖も同じように、それを絶対に起こさぬように念ずれば、いよいよ対人恐怖を強く意識するようになり、それがこびりついて頭から離れないのである。こういう対人恐怖の捉われをどうして脱却するか。

あるがままに任せる

われわれは蛇は気味悪いものだ、と素直にその感じを受け入れて、平気になろうとも何ともしないから、蛇恐怖にとりつかれたり毎日それを苦にしたりすることもない。冬は寒く、夏は暑いものと心得ているので、それに捉われていることもない。つまり往生しているのである。どうにもならぬことは、仕方がないとして、そのままでやれるだけのことをやってゆくのである。

対人恐怖も同じようなものだから、あるのが常態と心得て、素直に、対人恐怖でも何でも感じながら、びくびくはらはらのままやってゆくだけである。平気になろうとも何ともしないから、葛藤もなく、ちょっと対人恐怖を感じても、いつの間にかすっと消えてしまう。

完全欲から虫のいい考え

捉われは無理な完全欲から起こりやすい。常に最上のコンディションを持っていなければならぬものと心得るから、常に何か心身の不都合なところを問題にして、それに捉われる。勉強する時は頭脳がいつも明瞭で、雑念もなく、倦怠感もない状態でなければならぬとか、床につけばいつも直ちに熟睡すべきものであるとか、余計な心配は一切すべきでないとか、必要なことは一切忘れてはならぬとかいうように念ずる。しかし実際にはわれわれの心身の状態は、常に変化流動しているもので、気分もよかったり悪かったり、天気のように変わるのが普通であるから、完全なコンディションを保たなければならぬと心得る人は、常に現実に裏切られて、かえって誰にもある普通のことを、何か病的なこと、自分だけの特別なことのように考え違いをして、頭重感に捉われたり、記憶不良に悩んだり、不眠恐怖雑念恐怖にとりつかれたりするのである。対人恐怖の場合も同じことで、人に逢って、少しも気後れしないように、固くならぬように、圧迫感を受けないように念ずるから、事実に裏切られて、いよいよ症状を強く感ずるのである。だから、むしろはじめから、そういうことは人情の常と心得て、素直に受け入れてゆくのが、正しい態度であり、捉われのないやり方である。

対立的な態度がよくない

対人恐怖症の人は、人と対立的になっていることが多い。人に対して勝つか負けるかという態度であれば神経質的になる。人に接して少しでも圧迫を感ずれば、俺の負けだと思う。互に見合って、きまりが悪いから、眼を外《そ》らすと俺は負けたという工合である。せまい了見である。対立的でなく、人から何でも学んでゆくというような態度であれば、人も欣《よろこ》ぶし自分も得るところが多く、人と融合して圧迫を感じない。話し上手になるより、むしろ聞き上手になるように心掛けるがよい。

関係念慮を自覚すること

対人恐怖の人は卑屈な気分で自己中心的に物事を解釈しやすいものである。電車に乗っても、あるいは通りを歩いていても、周囲の人々が自分を見ている、しかも軽蔑の眼で見ていると感ずるものがあり、人が笑っても自分を馬鹿にしているとか、眼をちょっとしかめても自分を不快に思っているのであるとか、人が話をしていると自分の悪口でもいっているのではないかと種々に気を回す人が多い。自分に関係のないことを関係があるように、被害的に考えるので、こういうのを関係念慮というのである。内向的自己中心的態度の現われである。対人恐怖の人は、自分が事実をあるがままに見ないで、卑屈な気分で関係念慮を現わしていることを案外自覚しない人があって、苦しい独り相撲をとっているのである。このことをよく自覚することが大切である。

生活全体の外向化をはかれ

対人恐怖症は内向的態度の人に起こりやすいものである。内向的な人は、進んで自分の能力を発揮することよりも、いつも自己防衛の方に心を使っている。細心、要慎深いこと、真面目なことなどは長所ではあるが、自己中心的に自分の心身のことばかりに注意を向けているので、普通誰にもありふれたことを、自分ばかり特別な病的なこと、あるいは自己保存上非常に不利なことのように感じて、神経質症状を起こしやすいのである。

たとえば人と対話するにしても、話の内容に気を向けずに、自分の顔面の感じに注意を向けているので、すこしでもほてった感じがすると、もう真赤になったと思い込み、それが恥ずかしいので、そのため本当に赤くもなるという調子になる。そうして赤面恐怖に取りつかれて、その予期恐怖のため、人に逢うのが苦しくなる。

あまりに内向的になれば生活が萎縮してしまう。キャッチ・ボールをやるときボールを見ておれば、手は一々意識しなくても、おのずからその方に向くのであるが、自分の手を見ておれば、ボールを取り外してしまうようなことになる。人に対する時、自分の気持ち、顔の感じ、自分の態度等に気を向けていると、一層圧迫を感じ、人の話も上の空に聞いて面白くもなく、相手も気乗りがしないという調子になる。

だから対人恐怖に限らず、神経質症状を治すには一つ一つの症状を治そうとせず、生活全体を積極的に推進さして、毎日することが多くて、忙しくて一日が短い、というような生活をするようにするのがよい。生活の外向化はどしどし仕事をするに限るのである。気のついたことは直ちに手を下してやる、という生活態度が身につけば、すなわち自己に即せず、外界の事物に即してゆく生活が実現すれば、神経質症状はおのずから消散するのである。

本書は、小社が一九五三年以来刊行してきた『赤面恐怖の治し方』を新装改題したものです。

［著者］
森田正馬（一八七四—一九三八）
東京大学医学部卒業。慈恵会医科大学教授。神経質症の治療に独自の療法を創始。『神経衰弱と強迫観念の根治法』『神経質の本態と療法』（ともに白揚社）等著書多数。『森田正馬全集』（全七巻　白揚社）

［編者］
高良武久（一八九九—一九九六）
九州大学医学部卒業。東京慈恵会医科大学にて森田正馬教授に師事し、一九三七年同学教授、六四年同学名誉教授。高良興生院を開設し、神経症の治療にあたる。

新版《しんぱん》　対人恐怖《たいじんきょうふ》の治《なお》し方《かた》

二〇一一年七月二十日　第一版第一刷発行

著　者　森田《もりた》正馬《しょうま》
編　者　高良《こうら》武久《たけひさ》
発行者　中村　浩
発行所　株式会社　白揚社
東京都千代田区神田駿河台一—七　郵便番号一〇一—〇〇六二
電話＝(03)五二八一—九七七二　振替＝〇〇一三〇—一—二五四〇〇
装　幀　岩崎寿文
印刷所　株式会社　工友会印刷所
製本所　株式会社　ブックアート

ISBN978-4-8269-7150-8